PALÄO-DIÄT

Eine Kurzeinführung in Die Grundprinzipien Der Steinzeit-diät

(Abnehmen Ohne Hunger Schlank & Glücklich Mit Der Steinzeit-diät)

Manuela Biermann

Herausgegeben von Alex Howard

© **Manuela Biermann**

All Rights Reserved

Paläo-diät: Eine Kurzeinführung in Die Grundprinzipien Der Steinzeit-diät (Abnehmen Ohne Hunger Schlank & Glücklich Mit Der Steinzeit-diät)

ISBN 978-1-77485-035-0

☐ Copyright 2021- Alle Rechte vorbehalten.

Dieses Dokument zielt darauf ab, genaue und zuverlässige Informationen zu dem behandelten Thema und Themen bereitzustellen. Die Publikation wird mit dem Gedanken verkauft, dass der Verlag keine buchhalterischen, behördlich zugelassenen oder anderweitig qualifizierten Dienstleistungen erbringen muss. Wenn rechtliche oder berufliche Beratung erforderlich ist, sollte eine in diesem Beruf praktizierte Person bestellt werden.

- Aus einer Grundsatzerklärung, die von einem Ausschuss der American Bar Association und einem Ausschuss der Verlage und Verbände gleichermaßen angenommen und gebilligt wurde.

Es ist in keiner Weise legal, Teile dieses Dokuments in elektronischer Form oder in gedruckter Form zu reproduzieren, zu vervielfältigen oder zu übertragen. Das Aufzeichnen dieser Veröffentlichung ist strengstens untersagt und jegliche Speicherung dieses Dokuments ist nur mit schriftlicher Genehmigung des Herausgebers gestattet. Alle Rechte vorbehalten.

Die hierin bereitgestellten Informationen sind wahrheitsgemäß und konsistent, da jede Haftung in Bezug auf Unachtsamkeit oder auf andere Weise durch die Verwendung oder den Missbrauch von Richtlinien, Prozessen oder Anweisungen, die darin enthalten sind, in der alleinigen und vollständigen Verantwortung des Lesers des Empfängers liegt. In keinem Fall wird dem Verlag eine rechtliche Verantwortung oder Schuld für etwaige Reparaturen, Schäden oder Verluste auf Grund der hierin enthaltenen Informationen direkt oder indirekt angelastet.

Der Autor besitzt alle Urheberrechte, die nicht beim Verlag liegen.

Die hierin enthaltenen Informationen werden ausschließlich zu Informationszwecken angeboten und sind daher universell. Die Darstellung der Informationen erfolgt ohne Vertrag oder Gewährleistung jeglicher Art.

Die verwendeten Markenzeichen sind ohne Zustimmung und die Veröffentlichung der Marke ist ohne Erlaubnis oder Unterstützung durch den Markeninhaber. Alle Warenzeichen und Marken in diesem Buch dienen nur zu Erläuterungszwecken und gehören den Eigentümern selbst und sind nicht mit diesem Dokument verbunden.

INHALTSVERZEICHNIS

KAPITEL 1: WAS IST DIE PALEO DIÄT UND WORAUF ZIELT SIE AB ? 1

KAPITEL 2: BEREITE DICH AUF DIE ENTZUGSERSCHEINUNGEN VOR 17

FANG BEI DEM FRÜHSTÜCK AN 18

FINDE ALTERNATIVEN FÜR UNTERWEGS 18

KAPITEL 3: PALEO SPEISEPLAN 20

KAPITEL 4: PLANUNG IHRES PALEO-LEBENSSTILS 24

- ZUCCHINI-CUPCAKES 29
- HUHN UND PISTAZIEN SCHNELLE BISSE 31
- GRÜNKOHL-SMOOTHIE 33
- HÜHNERZARTEN UND GARNELEN SCHNELL RÜHREN BRATEN 34

ERDBEER-RÜBEN-SMOOTHIE 36
EI GEBACKEN IN EICHELKÜRBIS 37
PALEO KÜRBIS PFANNKUCHEN 38
CREMIGE BROCCOLI-SUPPE 39
PALEO HACKFLEISCH BURGER 40
HÜHNCHEN SALAT WRAPS 41
SCHMACKHAFTES WOCHENENDBAGUETTE 43
SCHNELLES OMELETTE 45
ZUTATEN FÜR 1 PORTION 45
EGGS FLORENTINE 46
ÜBERBACKENES PAPRIKA-OMELETTE 48
BROKKOLI-SALAMI-GERICHT MIT SPIEGELEI 50
KÜRBIS-TOFU-PFANNE 52
MOZZARELLA-OMELETTE MIT GRILLTOMATEN 54
KRÄUTER-FRITTATA MIT PAPRIKA UND FETA 56
BURGER AUS DER PFANNE 58
BLUMENKOHLSTEAKS MIT GEDÜNSTETEM RADICCHIO 60
BUNTES PAPRIKAGEMÜSE 62
GRATINIERTE TOMATEN 64
GEMISCHTE FRÜCHTERIEGEL 66
CREPES 68

Mandel Frühstückskekse	69
Pfannkuchen (glutenfrei)	71
Zarte Schweinekoteletts	72
Nussbrei	74
Leckere Zucchini Und Kürbis	75
Spezielle Zwiebel-Speck-Marmelade	77
Frühstück Scotch Eier	79
Frühstücksquiche	81
Frühstück Süßkartoffeln	83
Winterfrucht Dessert	85
Rhabarberdessert	86
Bananendessert	87
Beerenkompott	89
Spezielle Zitronencreme	90
Tolles Schokoladendessert	92
Zucchini-Beilage	93
Süßkartoffeln	94
Unglaubliche Kohlbeilage	95
Gemischtes Gemüse	97
Kürbispüree	99
Erstaunliche Karottenbeilage	101
Kürbis-Blumenkohl-Reis	102
Thunfisch-Pastetchen	104
Red Mangold Wunder	106
Karotten Vorspeise	108
Gebratene Hummerschwänze	110
Pilz Vorspeise	111
Besonderer Und Leckerer Snack	113
Garnelengenuss	114
Spezielle Truthahnflügel	115
Erfrischende Fenchelsuppe	117
Leichter Lachs	118
Kaltes Vegetarisches Vergnügen	120
Einfache Tomatensuppe	122
Erdbeer- Shake	124
Zucchini Quiche	125

Zucchiniblüten mit Honig	126
Rührei mit Obst	127
Lachs mit leckeren Spargel	128
Gefüllte Hähnchenbrust mit Brokkoli und Käsesoße	131
Leichte Avocadotasse	133
Pikanter Zucchini	134
Putenfleisch Honig-Wok	136
Goldene Milch	137
WÜRZIGE SUPPE AUS KOKOSMILCH	138
Steinzeit-Pfannkuchen	140
Power Kaffee	141
Libanesische Weinblätter	143
Würzige Thunfisch- und Tomaten-Burger	145
Anweisungen	145
Kalbfleisch mit Zitrone, Knoblauch und Oregano	147
Schweinefilet mit Bratkartoffeln	149
PALEOSUSHI	151
Gemüsepfanne mit Rindfleisch	153
Süßkartoffel–Thunfisch Salat	155
Curry Kokosnuss Flocken "Chips"	157
Geröstete Tomatensuppe	158
Lamm-Petersilien-Spieße	160
SOßE MIT ÄPFELN UND WALNÜSSEN	162
Paleo Pasta an leckeren Tomaten	163
Paleo Gemüseeintopf	164
Gebratene Artischocken	166
PESTO	168
Paleo Schweinezupfbraten	169
Wildschweinsteak	171
Zusätzliche benötigen wir noch:	172
Zitrone-Basilikum Antipasto	174
SAFTIGER OFENTOPF	175
Baby-Bok-Choy-Salat mit gegrilltem Hühnchen	177
Mexikanisches Omelett	179
Kokosnuss Quadrate	181
BLAUER EIERKUCHEN	183

Hackfleisch-Gemüse-Topf 185
Vietnamesische Hackfleischklößchen Im Grünen Salat -Wraps 186
Zubereitung für Asiatische Chilli Sauce: 188
HACKFLEISCHBÄLLCHEN MIT WEISSKOHL 189

Kapitel 1: Was ist die Paleo Diät und worauf zielt sie ab ?

Sicher wünschen auch Sie sich, dass Sie Ihr Leben in vollen Zügen genießen können, dass es lang dauert und vor allem, dass Sie gesund bleiben. Das ist jedoch leichter gesagt als getan. Viel zu oft macht Ihnen der Alltag einen Strich durch die Rechnung. Es beginnt zumeist mit zu viel Stress und dazu gesellt sich dann ganz schnell eine falsche und ungesunde Ernährungsweise. Eh Sie sich versehen, stehen beim nächsten Gang auf die Waage ein paar Kilo zu viel auf dem Display. Dann beginnt für viele Menschen der ewige Kreislauf. So nehmen die Betroffenen sich vor abzunehmen. Sie treiben Sport und wollen sogar Ihre Ernährung umstellen. Andere greifen zu Präparaten und Nahrungsergänzungsmitteln, um die Pfunde wieder los zu werden. Wie das jedoch bei den meisten Diäten nun mal ist, kommen die Pfunde schneller wieder, als einem lieb ist. Falls Sie das auch kennen, jedoch an Ihrem guten Vorsatz festhalten möchten, dann könnte die Paleo Diät vielleicht genau das richtige Mittel zum Abnehmen für Sie sein. Die Paleo Diät eignet sich für eigentlich jeden und zielt nicht nur darauf ab, die Zahl auf der Waage kleiner werden zu lassen. Vielmehr ist dieser relativ junge Ansatz auch ein guter Weg, um sein Leben fortan gesünder zu gestalten.

Für wen ist die Paleo Diät geeignet? Wenn Sie sich nun fragen, ob die Paleo Diät für Sie die geeignete Form zum Abnehmen und gesünder leben ist, dann sollten Sie sich im Voraus ein paar Fragen beantworten. Infrage kommt die Paleo Diät für jeden, der generell zum Ziel hat, seine Ernährung umzustellen, um von nun an mit mehr Energie durch den Alltag zu gehen. Aber auch wenn es generell darum geht, neue persönliche Herausforderungen anzunehmen und die eigene Leistungsfähigkeit zu erhöhen, ist die Paleo Diät ein guter Ansatz. Wenn Sie außerdem nicht nur einfach ein paar Pfunde verlieren möchten, sondern beim Abnehmen bewusster und gesünder mit Ihrem Körper umgehen wollen, sollten Sie sich über die Paleo Diät genauer informieren. Der Ansatz der Paleo Diät kommt aber auch allen entgegen, die mit Allergien, Unverträglichkeiten, Bluthochdruck oder Diabetes zu kämpfen haben. Paleo wirkt sich dabei gesundheitsfördernd auf den ganzen Körper aus. Auch die Haut wird sichtbar reiner und geschmeidiger. Weiterhin wird Ihr Lächeln strahlen, denn Paleo tut auch etwas für Ihre Zahngesundheit. Zu guter Letzt können Sie bei und nach einer erfolgreichen Paleo Diät besser schlafen. Die Paleo Diät versteht sich also nicht ausschließlich als eine Hilfestellung zur Gewichtsreduzierung, sondern vielmehr als ein ganzheitliches Konzept, was Körper und Geist gesund machen soll.

Die Paleo Diät und ihre Ursprünge

Die Paleo Diät wird im Volksmund auch als Steinzeitdiät bezeichnet. Allerdings handelt es sich doch mehr um ein modernes Konzept einer gesünderen Lebensweise, was in den USA seinen Anfang nahm. In den vereinigten Staaten von Amerika leben schon mehrere Zehntausend Menschen nach dem Paleo Prinzip, die ursprünglich alle nur ein paar Pfunde verlieren wollten beziehungsweise bewusster und gesünder leben wollten. Nach Deutschland kam dieser besondere Lebensstil vor einigen Jahren. Inzwischen kann man von einer rasanten Verbreitung sprechen und immer mehr Menschen beschäftigen sich mit dieser simplen, aber effektiven neuen Lebensweise. Auch wenn Paleo eine neue Diät- und Ernährungsform ist, die die Qualität der Speisen in den Vordergrund stellt, handelt es sich beim grundsätzlichen Prinzip um eines, was schon in der Steinzeit vor mehr als 200.000 Jahren verfolgt wurde. Versetzen Sie sich also zurück in die Zeit der Jäger und Sammler und lernen Sie von Ihren Vorfahren. Die wussten wie in anderen Lebensbereichen auch, schon früher, wie man sich wirklich gesund ernährt.

Was ist die Paleo Diät?

Wenn Sie jetzt lesen, dass Sie sich in die Steinzeit zurück versetzen sollen, dann ist damit nicht gemeint, dass Sie allen modernen Lebens fortan entwöhnen sollen. Es geht eigentlich hauptsächlich um die Ernährung. So zielt die Idee der Paleo Diät darauf ab, seine Mahlzeiten genauer zu wählen. Orientieren Sie sich also an unseren Vorfahren, erforschen Sie, wie sie gelebt haben und welche Nahrungsmittel ihren Speiseplan ausmachten. Im Zentrum der Paleo Diät stehen daher gesunde und vor allem unbehandelte Lebensmittel. Das ist sicher Geschmackssache, aber auf jeden Fall förderlich für die Gesundheit. In der Steinzeit gab es noch keine Farb-, Konservierungs- oder andere Zusatzstoffe, die heute dafür sorgen, dass Sie krank werden oder zu viel wiegen. Auf den Speiseplan gehören also zum Beispiel gesundes Fleisch, frisches Obst und Gemüse oder unbehandelte Nüsse und Samen. Auch gesunde Fette, die nicht aus industrieller Herstellung stammen, aber auch in der heutigen Gesellschaft noch zahlreich vorhanden sind, sind Inbegriff der Paleo Lebensweise. Transfette, Hülsenfrüchte, Mehlprodukte und Brot und Milch gehören hingegen nicht zu den Lebensmitteln, die man schon in der Steinzeit kannte und schätzte. Wenn Sie jetzt die erste Auswahl lesen, was Sie zukünftig kochen sollten, dann ist der Schritt von einer von Stress geprägten Lebensweise hin zum Paleo Lifestyle eigentlich gar nicht so schwer. Wie so oft ist es der innere Schweinehund, der überwunden werden muss. Durchhaltevermögen, Motivation und Disziplin gehören auch dazu, diese werden jedoch durch die Paleo Lebensweise stetig verbessert.

Warum Sie auf unbehandelte Lebensmittel setzen sollten

Wie gehen Sie eigentlich vor, wenn Sie vor dem prall gefüllten Supermarktregal stehen? Greifen Sie immer nach Ihrem Lieblingsprodukt oder vergleichen Sie die Preise? Achten Sie auf eine gesunde Herstellung oder ist Ihnen die Zusammensetzung der Nudeln oder des Brotes ganz egal? Machen Sie doch mal den Versuch und lesen Sie sich auf einer gewöhnlichen Packung Nudeln durch, was in Ihnen enthalten ist. In den meisten Fällen wollen Sie diese Nudeln dann nicht mehr essen. Es wird sich für Sie in vielerlei Hinsicht lohnen, auf unbehandelte Lebensmittel zurück zu greifen, die ganz ohne schädliche Zusatzstoffe auskommen. Medizin und Wissenschaft haben mittlerweile nachgewiesen, dass genau diese Substanzen, die heute eigentlich immer in Lebensmitteln verarbeitet werden, zu verschiedenen Krankheiten führen können. Behandelte Lebensmittel sind für Erkrankungen des Herzkreislaufsystems ebenso verantwortlich, wie für Krebs- oder Diabetes-Erkrankungen. Auch eine Depression kann ihren Ursprung in einer falschen Ernährungsweise haben. Paare mit Kinderwunsch fragen sich oftmals, warum es nicht klappt, aber auch hier können behandelte Nahrungsmittel dafür verantwortlich zeichnen, dass der Kinderwunsch einfach nicht in Erfüllung gehen möchte. Auch Fettleibigkeit entsteht häufig, wenn man dauerhaft zu den falschen Lebensmitteln greift.

Warum Paleo mehr als nur eine Diät ist

Wenn Sie sich nun fragen, was das Paleo Prinzip eigentlich mit einer Diät, so wie Sie sie kennen zu tun hat, dann ist diese Frage einfach beantwortet. Bei der Paleo Lebensweise geht es eben nicht nur darum, wieder etwas schlanker zu werden. Im Gegensatz zu vielen anderen Diäten verfolgt Paleo nicht das Ziel, kurzfristig ein paar Pfunde los zu werden und der Wunschfigur wieder ein Stück näher zu kommen. Wer dauerhaft schlank bleiben möchte, der tut sich keinen Gefallen, wenn er für ein paar Wochen oder Monate gesünder lebt und regelmäßig Sport treibt. Wer wirklich lange schlank bleiben möchte und sich dabei noch fit und energetisch aufgeladen fühlen will, der muss einen ganzheitlichen Ansatz verfolgen. Das Paleo Prinzip sollte also nicht nur vorübergehend Einzug in Ihren Alltag erhalten, sondern vielmehr ein Teil Ihres Lebens werden. Sie sollen lernen, auf Ihre Ernährung zu achten, die Lebensmittel bewusst auszuwählen und einzukaufen. Sie werden staunen, wie viele leckere Gerichte Sie dennoch zubereiten können. Natürlich müssen Sie gerade bei unbehandelten Lebensmitteln oftmals etwas tiefer in die Tasche greifen. –Das wird sich jedoch langfristig lohnen, denn von der Qualität der Lebensmittel wird zukünftig die Qualität Ihres Lebens bestimmt. Wenn Sie sich also für die Paleo Diät beziehungsweise Lebensweise entscheiden, dann sollten Sie langfristige Ziele haben.

Paleo räumt den Körper auf

Wenn Sie sich nun nach dem Paleo Prinzip ernähren wollen, dann werden Sie schon bald spüren, dass Sie sich fitter fühlen und neue Energie verspüren. Gerade in der heutigen Gesellschaft, die sich leider durch ein hohes Maß an stress und einen immer größer werdenden Leistungsdruck auszeichnet, ist ein gesunder Energiehaushalt von Nöten und besonders wichtig. Langfristig erhalten Sie diesen jedoch nur, wenn Sie auch langfristig handeln. Über einen mittelfristigen Zeitraum betrachtet, führt die Paleo Ernährungsweise dazu, dass sich das körpereigene Fett stetig reduziert. Das liegt daran, dass der Körper seinen Stoffwechsel auf die Energiegewinnung und Erhaltung umstellt und genau auf diese körpereigenen Reserven zurückgreift. Bei Paleo verzichten Sie auf Zucker und ungesunde Getreideprodukte. Das führt dann natürlich auch dazu, dass zu viele Pfunde auf den Rippen der Vergangenheit angehören werden.

Grundsätze, nach denen Sie sich richten können

Wenn Sie Ihre Lebensweise ernsthaft auf Paleo umstellen möchten, dann seien Ihnen hier ein paar Grundsätze an die Hand gegeben, nach denen Sie sich richten können. So fällt Ihnen die Umstellung zu einem bewussteren und gesünderen Leben vielleicht etwas leichter.

1. Verzichten Sie auf Zucker

Dass Ihnen das Paleo Prinzip nahe legt, auf Zucker und zuckerhaltige Lebensmittel zu verzichten, kommt sicher nicht überraschen. Diesen Ansatz haben eigentlich alle Formen zum Abnehmen inne. Doch warum sollten Sie auf Zucker verzichten. Zucker ist ein reiner Energielieferant. Er sorgt aber auch dafür, dass der Blutzuckerspiegel merklich steigt und Erkrankungen wie Fettleibigkeit oder Diabetes die Folge sein können. Wenn Sie auf Zucker verzichten, besinnt sich Ihr Körper auf das Wesentliche. Er stellt den Stoffwechsel um und greift nicht auf die eingelagerten Stoffe vom Zucker zurück, sondern auf körpereigene Energiereserven, wie die Körperfette. Auf Zucker zu verzichten heißt dabei jedoch nicht nur, die Süßigkeiten weg zu lassen. Auch von gesüßtem Tee, Kaffee oder zuckerhaltigen Getränken wie Limonaden müssen Sie sich langfristig verabschieden. Wenn Sie bisher dachten ein Smoothie wäre gesund, dann sei Ihnen jetzt gesagt, dass das überhaupt nicht der Fall ist. In Smoothies ist nämlich reichlich Fruchtzucker enthalten, der genau den gleichen Effekt auf den Körper hat – Sie nehmen zu und Ihr Körper kann die Energiegewinnung nicht mehr auf natürliche Weise voran bringen. ES ist sicher nicht so einfach, auf Zucker zu verzichten, vor allem wenn Sie Tee und Kaffee gerne süß mögen, es wird sich jedoch auszahlen. Ihr Körper wird es Ihnen danken.

2. Behandelte Getreideprodukte und Hülsenfrüchte sollten Sie weg lassen

Auch Getreideprodukte sind maßgeblich dafür verantwortlich, dass der Insulinspiegel im Blut schnell ansteigt und Ihr Körper auf ungesunde Art und Weise Energie gewinnt. Essen Sie zu viel Getreide, dann schaden Sie Ihrem Körper nur. Mit Getreide nehmen Sie nämlich nicht nur viel zu viele Kohlenhydrate auf, Sie konsumieren auch Anti-Nährstoffe, die langfristig Ihre Darmflora schädigen und zu Erkrankungen führen können. Auch verhindern diese ungesunden Substanzen, dass der Darm seine eigentliche Arbeit durchführen kann, nämlich gesunde Nährstoffe aufnehmen und entsprechend verarbeiten. Schnelle Energie ist also nicht alles, sondern lähmt Sie auf lange Sicht eher. Der Getreideanbau und das Anpflanzen von Hülsenfrüchten reichen übrigens nicht bis in die Steinzeit zurück, sondern kamen erst vor etwa 10.000 Jahren zur Menschheit. Deshalb finden diese ungesunden Energielieferanten in der Paleo Lebensweise auch keine Anwendung.

3. Achten Sie auf das richtige Fett

Dennoch müssen Sie, um Ihren Energiehaushalt funktionsfähig zu halten auch Fette zu sich nehmen. Hier kommt es jedoch darauf an, ob Sie mehr gesättigte oder ungesättigte Fette zu sich nehmen. Noch heute streiten sich die Forscher und Wissenschaftler darüber, ob nun pflanzliche oder tierische Fette besser für die Gesundheit sind. Ging man vor 20 Jahren noch davon aus, dass eine Ernährung, die von pflanzlichen Fetten bestimmt wird gesund ist, ist dieser Ansatz inzwischen wiederlegt worden. Auch pflanzliche Fette können ungesund für den Körper sein. In Pflanzenfetten und Margarinen sind sogenannte Transfette und ungesättigte Fettsäuren, die Omega-6-Fettsäuren enthalten. Wer zu viel Pflanzenfett verzehrt, der macht seinem Körper unnötig Arbeit. Diese ungesättigten Fettsäuren können dann vom Körper nicht mehr ohne Weiteres abgebaut werden und lagern sich ein. Daraus resultieren dann die Kilos auf der Waage, die Sie stören. Oftmals sind wir Menschen jedoch selber schuld, dass aus eigentlich gesunden Pflanzenfetten ungesunde ungesättigte Fettsäuren werden, die wir dann nicht mehr richtig verarbeiten können. Schon eine falsche Lagerung der Margarine kann dazu führen, dass das Produkt ranzig wird, und der Körper es ausbaden muss. Auch das falsche Verhältnis der Fettsäuren kann dazu führen, dass aus gesunden Fetten ungesunde Substanzen werden. So sollte vor allem darauf geachtet werden, dass die Aufnahme von Omega-3-Fettsäuren, wie sie in Fisch oder Fleisch enthalten sind im richtigen Verhältnis zu den Omega-6-Fettsäuren stehen. Das falsche Verhältnis führt genauso wie die übermäßige Aufnahme von Transfetten oder gehärteten Fetten zu Herzkreislauferkrankungen oder Entzündungen im Körper. Auch eine Einlagerung des Fetts im Gewebe kann die Folge sein. Das Pflanzenfette also ausschließlich gesund sind, ist ein Trugschluss. Eigentlich sollten Sie es bei der Paleo Lebensweise genau umgekehrt machen. Greifen Sie nicht mehr zu pflanzlichen, sondern zu tierischen Fetten. Anstatt der Margarine sollte es dann lieber die Weidebutter sein. Schon bald wird Ihr Körper weniger schädliche Transfette und Omega6-Fettsäuren aufnehmen. Gesunde tierische Fette finden Sie übrigens nicht nur in Weidebutter, sondern auch in Schweineschmalz, gesundem Fisch und Fleisch oder in Fischölkapseln. Auf pflanzliches Fett müssen Sie dennoch nicht ganz verzichten. So hat sich das Kokosfett als einziges pflanzliches Fett herausgestellt, was Ihren Körper mit gesättigten Fettsäuren versorgt. Daneben dürfen Sie auch gern zu nativem Olivenöl in geringen Mengen greifen.

4. Vergessen Sie die Fertiggerichte

Sicher waren auch Sie schon einmal in der Situation, dass der Tag schon fast zu Ende war und Sie plötzlich bemerkt haben, dass Sie noch gar nichts Richtiges gegessen haben. Weil Sie müde sind und schnell ins Bett gehen wollen, greifen Sie dann zu einem Fertiggericht. Das macht satt und Sie können zufrieden schlafen gehen. Das sollten Sie sich allerdings dauerhaft abgewöhnen. Fertiggerichte sind reines Gift für Ihren Körper. Das wird Ihnen schnell bewusst, wenn Sie einmal die Zutaten auf der Verpackung studieren. Bei Fertiggerichten handelt es sich immer um behandelte Produkte. Sie sind mit zahlreichen Zusatzstoffen angereichert, um sie besser schmecken zu lassen, ihnen eine ansprechende Farbe zu verleihen oder um sie lange haltbar zu machen. In der Steinzeit saß schließlich auch niemand vor einer Fertigpizza oder einem aufgewärmten Dosengericht. Auch wenn die europäische Union verschiedene Normen herausgegeben hat, nach denen die Zusatzstoffe in Fertiggerichten zertifiziert werden, wirken sie sich langfristig schädlich auf den Körper aus. Schaffen Sie also Platz in der Küche, verbannen Sie Dosen und tiefgekühlte Fertiggerichte und kaufen Sie stattdessen nur Zutaten ein, aus denen Sie selber eine köstliche Mahlzeit herstellen müssen.

5. Im Obst liegt der Widerspruch

Obst zählt ohne Zweifel zu den gesunden Lebensmitteln, die Sie zu sich nehmen können. In Obst sind viele Vitamine und Mineralstoffe enthalten, die Ihren Körper mit wichtigen Nährstoffen versorgen. Der einzige Haken an der Sache ist jedoch, dass ein zu starker Obstverzehr Sie dicker werden lässt. Das liegt nicht zu Letzt am Fruchtzucker, der in vielen Obstsorten enthalten ist. In der Steinzeit sahen sich die Menschen nicht einem so reichhaltigen Obstangebot gegenüber. Vielmehr waren die Obstsorten, die die Menschen damals verzehren konnten abhängig von der Jahreszeit und den vorhandenen Rohstoffen. Denken Sie also mal darüber nach, welches Obst es regional in jeder Saison so gibt und entscheiden Sie dann, ob Sie lieber einen Apfel oder eine Banane essen. Auch bei der Paleo Diät sollten Sie weiterhin Obst essen, behalten Sie den Verzehr jedoch immer im Auge. Achten Sie beim Kauf von frischem Obst auf den Fruktosegehalt. Essen Sie Bananen, Melonen, Datteln oder Beeren – übrigens vor allem dann, wenn Sie ein paar Pfunde verlieren möchten. Auch Avocados sollten Sie öfter kaufen. Sie sind nämlich nicht nur gesunde Früchte, sondern versorgen Ihren Körper zudem noch mit gesunden Fetten.

6. Verabschieden Sie sich allmählich von Milchprodukten

Auf Milchprodukte zu verzichten ist wahrscheinlich genauso schwer, wie den Zucker im Kaffee weg zu lassen. Aber auch hierfür wird der Körper Ihnen irgendwann dankbar sein. Mit den Milchprodukten ist es ähnlich, wie mit den Getreideerzeugnissen. Auch Milchprodukte gibt es in der menschlichen Zivilisation noch gar nicht so lang. In vielen Milchprodukten sind

Stoffe enthalten, die Ihren Verdauungsorganen Probleme bereiten können. So kommt es heutzutage leider nicht selten vor, dass Menschen, wenn Sie häufig Milchprodukte, wie Joghurt oder Quark verzehren, an Magendarmbeschwerden leiden. Das kannten die Menschen in der Steinzeit nicht, denn da gab es weder Milchprodukte, noch die heute so verbreitete Laktoseunverträglichkeit. Außerdem sind in gängigen Milchprodukten verschiedene Tierhormone enthalten. Diese kann der Stoffwechsel nicht ordnungsgemäß verarbeiten und lagert sie stattdessen im Fettgewebe ein. Wenn Sie sich nun nicht vorstellen können, auf Milchprodukte ganz und gar zu verzichten, dann probieren Sie es erst einmal für einige Zeit aus. Mit einem radikalen Schnitt, bei dem Sie sich nicht wohl fühlen, ist Ihnen auch nicht geholfen. Beobachten Sie einfach mal, wie Sie sich nach dem Verzehr von Milchprodukten fühlen und machen Sie wenn notwendig, beim Arzt einen entsprechenden Test auf Laktoseintoleranz.

Was Sie essen dürfen und was Sie lieber weglassen sollten

Kapitel 2: Bereite dich auf die Entzugserscheinungen vor

Kohlenhydrate sind nur der Überbegriff für verschiedene Arten von Zucker. Entsprechend verändern Kohlenhydrate den Blutzuckerhaushalt und haben eine ähnliche Wirkung wie Alkohol. Sie machen süchtig. Es gibt bereits Studien zur Zuckersucht. In diesen Studien wurden Laborratten zunehmend mit Zucker gefüttert und dann Medikamente zugeführt, die Drogensüchtige als Ersatzstoffe für ihre Drogen bekommen. Die Laborratten entwickelten Entzugserscheinungen.

Dein Körper hat die letzten Jahre Kohlenhydrate als Energieressource benutzt. Du stellst deine interne Energieversorgung jetzt von Kohlenhydrate auf Fette und Proteine um. Fette und Proteine sind sehr viel zuverlässiger als Kohlenhydrate. Du musst dich nicht mehr um Hunger kümmern, wenn du mal eine Mahlzeit auslässt. Aber bis zu dahin kommst, musst du noch durch den „Carb-Kater" durch. Denn dein Körper muss erst wieder lernen, Proteine und Fette in Energie umzuwandeln.

Du wirst viel Wasser und damit auch viele Mineralien verlieren. Daher solltest du genug Wasser trinken. Außerdem wirst du dich angeschlagen fühlen und du bekommst Heißhungerattacken auf etwas Süßes. Jetzt heißt es durchhalten. Nach einer Woche hat sich der Körper wieder daran gewöhnt Fette und Proteine zu verarbeiten. Auf Sport sollte man diese Woche verzichten, weil der Energiehaushalt komplett umgebaut wird. Lass es ruhig angehen.

Fang bei dem Frühstück an
Wenn du deine Ernährung umstellen willst, dann konzentriere dich zuerst auf das Frühstück. Denn das Frühstück ist nicht nur die wichtigste Mahlzeit am Tag, es ist auch am schwierigsten durch Paleogerichte zu ersetzen. Wir sind in Deutschland sehr an Brötchen oder Broten zum Frühstück gewohnt. Schaffe dir genug Alternativen. Versuche mal ein amerikanisches Frühstück mit Eiern und Speck oder nimm etwas anderes.
Das Mittagessen und das Abendessen kann gedeckt werden. Denn wie oben schon erwähnt, können Gerichte leicht Paleogerecht umgemodelt werden. Nur beim Frühstück sollte man sich etwas besser vorbereiten.

Finde Alternativen für Unterwegs

Wenn du mit Freunden losgehst oder gerade einen Ausflug machst, dann warten an jeder Ecke Gelegenheiten, um wieder rückfällig zu werden. Fast Food Buden, Restaurants oder das Abendessen bei Freunden kann schnell zu Verstößen gegen die Prinzipien von Paleo führen. Du musst also Strategien finden, um dem zu entgehen.

Beim Italiener gibt es erstaunlich oft auch Gerichte ohne Getreideprodukte.
In Sushi-Lokalen kann man Sashimi bestellen. Das ist Sushi ohne Reis. Natürlich kann auch einfach der Fisch ohne den Reis gegessen werden.

Kapitel 3: Paleo Speiseplan

Kochen lässt sich in einer Paleo Diät sehr leicht gestalten. Der Fokus liegt eher in den Zutaten, die idealerweise aus gutem Anbau kommen sollten. Wie Du die Zutaten zubereitest, ist alleine Dir überlassen. Hauptsache, Du benutzt keine fertig gekaufte Soßen oder ähnliche künstliche Zutaten. Hier sind nur eine Handvoll Ideen, was für Gerichte Du zubereiten kannst.
Frühstücksideen:
Eier in verschiedenen Formen: gekocht, Spiegeleier, Omelett, etc.
Fleischprodukte: Bratwurst, Schinken, Prosciutto, Bacon, Kaiserspeck
Gemüse: Tomaten, Salatblätter, Karotten, Gurken, Frühlingszwiebeln, Radieschen, Paprika.
Früchte aller Art.
Milchprodukte ohne Lactose (wenn gewünscht): diverse Käsesortimente wie Scheibenkäse, Bergkäse, Weichkäse sowie Frischkäse, Sahne, Butter.
Sonstiges: Pilze gebraten/gekocht, Avocado, Thunfisch, Lachs.

Frühstücks-Tipp: als Frühstück zum Einpacken sind Eiermuffins die beste Wahl. Einfach den Ofen auf 180°C vorheizen, Eier schlagen und in ein Muffin-Backblech gießen, bis die Muffin-Formen zu ¾ gefüllt sind. 20 Minuten backen und gekühlt genießen. Sei einfallsreich im Rezept und füge frische Kräuter, Spinat oder pürierete Avocados in die Mischung zu.

Ideen für Hauptgerichte:
Suppen:
- Brokkoli-Cremesuppe
- Karottensuppe
- Tomatensuppe
- Süßkartoffelsuppe
- Kürbis-Cremesuppe
- Gemüsesuppe mit Hühnerbrühe

Geflügel:
- ofengebackene Hähnchenkeulen
- ganzes Huhn mit Avocado-Nuss-Füllung
- Hähnchenbrustfilets vom Grill
- pikanter Hähnchen-Eintopf mit Gemüse

Rindfleisch:
- Steak am Grill
- Fleischbällchen (im Ofen gebacken oder gebraten)
- Hackfleisch-Auflauf mit Gemüse
- pikanter Rindfleisch-Curry

Schweinefleisch:
- Fleischbällchen
- Frikadellen
- Cevapcici
- Steak am Grill
- ofengebackene Terrine

Fisch:
- ofengebackene Lachsfilets
- gebratene Thunfisch-Filets
- Lachs am Grill
- Eintopf mit Fisch
- Fischsuppe mit Rosmarin (Fischkopf eignet sich am Besten)

Gemüse:
- ofengebackene Süßkartoffeln mit gemischtem Gemüse
- Gemüse am Grill
- Gemüse-Eintopf
- Blumenkohl-Purée
- sautierte Spinatblätter mit Spiegeleiern
- Kürbis-Purée mit Butter und frischer Petersilie
- Pilz-Eintopf
- ofengebackene Champignons gefüllt mit Avocado oder Feta.

Ideen für Salate:
- Schrimp-Salat mit gemischten Salatblättern und Gemüse
- Thunfisch-Salat mit Oliven und getrockneten Tomaten, dazu Feta (wenn gewünscht)
- Avocado-Salat mit gemischten Salatblättern, Tomaten und hausgemachtem Dressing
- Brokkoli-Salat mit gemischten Nüssen und Rosinen,

dazu Salatblätter
- Räucherlachs-Salat, dazu hausgemachter Meerrettich-Dressing, Oliven und Salatblätter
- Zucchini-Salat aus geriebener Zucchini, dazu Feta-Käse, Oliven und Salatblätter.

Salat-Tipp:
Salate können auch mal deftig sein und zum Hauptgericht verwandelt werden. Als Beispiel gibt es Steak-Salat, entweder vom Schwein oder Rind. Lege das Steak auf ein knackiges Salatbett oder schneide es in dünnen Scheiben und vermenge mit den Salat-Zutaten. Ein hausgemachtes Senfdressing rundet den Geschmack nochmals auf.

Snacks:
- 30-40g Nüsse und Rosinen
- gefüllte Eier oder hart gekocht, serviert mit Tomate oder Paprika
- Avocadofleisch, gesalzen
- Smoothie-Variationen mit Kokos- oder Mandelmilch (Banane, Erdbeere, Apfel, Minze)
- Kokoschips mit Zimt garniert
- Käsescheiben serviert mit Oliven
- getrocknete Früchte in Form von Apfelchips, Bananenchips, Ananaschips etc.

Kapitel 4: Planung Ihres Paleo-Lebensstils

jetzt, da Sie Lebensmittel kaufen, die tatsächlich verderben (ich weiß, schockierend) müssen Sie vielleicht ein paar weitere Fahrten zum Lebensmittelgeschäft pro Monat planen. Wenn Sie Paleo essen, sind die Tage des Öffnens der Schranktüren vorbei, um aus der Auswahl von Verpackten und Konserven zu wählen, die enorme Mengen an Konservierungsstoffen enthalten. Sie benötigen vielleicht sogar einen weiteren kleinen Kühlschrank, um einige dieser extra gesunden Lebensmittel in zu halten.

Seien wir ehrlich, wenn Ihre Lebensmittelliste keine Körner, verarbeitete Lebensmittel, Milchprodukte, Hülsenfrüchte oder so ziemlich alles in den mittleren Gängen im Laden enthält, wird Ihr Einkauf geradeaus. Sie müssen nur vorsichtig sein, weil diese mittleren Gänge haben ein Wirbel-ähnliches Gefühl, wo sie Sie in saugen, und das nächste, was Sie wissen, dass Sie eine Box mit Glücksbringern und 2 Liter Pop haben. wahre Geschichte!

der Weg, um Ihrem gesunden Lebensstil treu zu bleiben, ist, Ihr Haus voll von Lebensmitteln zu lagern, die Ihre Ziele unterstützen und die zu beseitigen, die es nicht tun. Die Leute wollen sich beschweren, dass es mehr als das geben muss, aber denken Sie nur darüber nach: Wenn die Lebensmittel, die Sie nicht essen sollten, nicht in Ihrem Haus sind, wie könnte man sie essen? Sie müssten sich bewusst dafür entscheiden, diese Lebensmittel zu kaufen, was Sie nicht tun werden, wenn Sie sich dieser Änderung des Lebensstils verschrieben haben.

der einfachste Weg, Paleo in Ihren Lebensstil zu planen, unterscheidet sich nicht von jeder anderen Ernährungsumstellung. Sie möchten den gigantischen Kalender aus dem Bürobedarfsspeicher abrufen und die folgenden Informationen hinzufügen:

• Arbeitsplan – welche Zeit Sie verlassen und welche Zeit Sie von der Arbeit zurückbekommen

• alle außerschulischen Aktivitäten wie Kindersport, Tagungen, Veranstaltungen usw.

Ihre Workouts – Sie können Auch Ihr Essen basierend auf Ihren Trainingszeiten planen.

Ihre Mahlzeiten – ja, alle von ihnen einschließlich aller Snacks, die Sie geplant haben. Dies erleichtert das Einkaufen von Lebensmitteln und ermöglicht es Ihnen zu sehen, wo die Ereignisse des Lebens mit Ihrer vorgeplanten Mahlzeit kollidieren können. Deshalb sind die Mahlzeiten zuletzt geplant.

für Einfachheit bei der Planung von Mahlzeiten ist es eine gute Idee, etwas Konsistenz, aber genug Abwechslung zu haben, um Langeweile zu vermeiden. Dies könnte aussehen, als ob Sie drei verschiedene Frühstücksmahlzeiten haben, die Sie drehen, oder immer genug Abendessen zu machen, so dass Sie die gleiche Mahlzeit für das Mittagessen am nächsten Tag als Reste haben können.

Ich sehe eine Menge Leute, die sich über die Kosten des Paleo-Going beschweren, und während es ein bisschen teurer in Bezug auf den Kauf gesünderer Lebensmittel sein kann, gibt es eine riesige Kostenersparnis, die die Leute verpassen. Wenn Sie weniger krank werden, kaufen Sie weniger Rezepte und Erkältungs-/Grippemittel. denken Sie nur darüber nach, wie viel Geld die Menschen jedes Jahr für diese Produkte ausgeben. kalte Medikamente, Migräne-Medikamente, Muskelschmerzen und Schmerzmittel, etc. es ist eine Menge, aber bleibt unbemerkt, weil Sie glauben, dass Sie sie brauchen.

es gibt auch die Tatsache, dass ein 3,00-Dollar-Beutel Chips ein oder zwei Nächte dauert, während ein 3,00-Dollar-Beutel Äpfel zwei- bis dreimal so lange hält. Sie werden die Tüte Chips in einer Sitzung essen, aber höchstwahrscheinlich nicht die ganze Tüte Äpfel. Gesünderes Essen kostet tatsächlich weniger als Junk Food, wenn man es auf die Anzahl der Portionen, die Sie erhalten, aufschlüsselt.

es gibt auch die langfristigen Kosten, wenn Sie durch schlechte Essgewohnheiten krank werden. eine Krankheit zu haben ist teuer, und mit ein wenig vorbeugenden Medizin viele von ihnen sind vermeidbar. Wenn Sie den verschreibungspflichtigen Teil Ihres Gesundheitsplans ausreizen, können Sie genau sehen, wie viel Sie jedes Jahr für die Reaktion auf Krankheiten ausgeben, anstatt proaktiv dagegen zu sein.

Sie hören auch auf, so viel Junk-Food zu konsumieren, was viel Geld spart. Menschen können Hunderte von Dollar pro Monat für Pop, Chips und Schokolade ausgeben, ohne es zu merken. Sie können auch die bewusste Wahl treffen, weniger zu essen: diese Mahlzeiten können zu Hause viel billiger zubereitet werden. Wenn Sie den sozialen Aspekt wollen, laden Sie Ihre Freunde für ein Paleo Potluck ein.

kaufen in loser Schüttung, wenn Sie können und finden Sie andere Paläo-Diät Anhänger, so dass Sie Fleisch direkt von einem Bauern bestellen können. Ich kaufe immer ein halbes Rindfleisch oder vollen Bison von einem lokalen Landwirt. vermeiden Sie die gigantischen kommerzialisierten Bauern, die nur Kühe mit allem, was sie essen werden, aufwirbeln. lokale kleinere Landwirte pumpen ihre Tiere in der Regel nicht voller Chemikalien, und ihre Tiere sind gesünder. Sie können ein bisschen mehr von einem kleineren Landwirt bezahlen, weil sie nicht das gleiche Volumen wie die großen Jungs haben, aber Sie zahlen für bessere Qualität.

ein Bereich, in dem ich erfolg haben, kostengünstiges Fleisch zu finden, ist die Suche nach lokalen Jägern, die zusätzliche Wild-Tags haben, die sie nicht für ihre eigenen Bedürfnisse verwenden werden. Sie können sie in der Regel bekommen, um das Tag zu füllen und geben Sie das Tier mit minimalen Kosten. die Jäger sind sowieso draußen und sind froh, eine Ausrede zu haben, um die Jagd zu halten. meistens kennen sie auch einige große Metzger, die das Fleisch zu einem guten Preis schneiden und wickeln.

planen, wie man kocht, denn das ist die Ausrede, die die meisten Menschen verwenden, um in Restaurants so viel zu essen oder warum sie die ganze Zeit verarbeitete Lebensmittel essen. gesundes Essen kann wie Junk Food schmecken und trotzdem gesund sein. Alles, was Sie tun müssen, ist zu lernen, wie. eine sehr kostengünstige Möglichkeit zu lernen, wie man kocht, ist Online-Kochkurse oder kostenlose Videos auf Youtube. Wenn Sie zum Beispiel "Wie man fermentierte Kimchi macht" suchen, erhalten Sie 9000 Videos. Ich bin ziemlich sicher, dass Sie herausfinden können, wie man es macht, oder alles, was Sie sich vorstellen können, wenn Sie sich die Zeit nehmen, youtube zu suchen.

mit einigen Planungen werden Sie den Wechsel zu Paleo finden, um ziemlich mühelos zu sein. Sie werden neue Gewohnheiten entwickeln und können sich mit Freunden daran erinnern, wie Sie früher essen, während Sie stolz auf sich selbst sind, weil Sie an Ihrem neuen gesunden Lebensstil festhalten.

- Zucchini-Cupcakes

serviert: 1

trockene Zutaten:

1 Tasse Honig geröstete Walnüsse, grob zerkleinert

1 und halbe Tassen blanchiert Mandelmehl

und halbe Tasse Kokosmehl

1 und ein Viertel TL Backpulver

und halb TL Meer oder koscheres Salz

nasse Zutaten:

2 Zucchinis, groß, gewaschen, pat-getrocknet, gerieben

4 Eier, groß, gut gerührt

und eine Vierteltasse Olivenöl

und ein Viertel Tasse Rohhonig

1 Vanilleschote, längs geschnitten, Innenteile abgekratzt

1 TL gemahlenes Allspicepulver

1 TL gemahlenes Muskatpulver

Wegbeschreibungen:

1. Backofen auf 350 Grad Fahrenheit oder 175 Grad Celsius vorheizen. Linie 2 Cupcake Dosen mit Papierlinern.

2. Kombinieren Sie die zerkleinerten Walnüsse, die 2 Arten von Mehlen, Salz und Backpulver in einer großen Rührschüssel. gut mischen. einen Brunnen in der Mitte machen.

3. in einer anderen Schüssel die Eier, Zucchini, Honig und Olivenöl kombinieren. gießen Sie dies in die Mitte der trockenen Zutaten.

4. Falten Sie die Mischung, bis nur kombiniert. Löffel etwas des Teigs in die Cupcake Liner Füllung auf halbem Weg.

5. Backen Sie die Cupcakes für 20 bis 25 Minuten im heißen Ofen, oder bis ein Zahnstocher sauber herauskommt. Cupcakes aus dem Ofen nehmen und vor dem Servieren in ein Drahtgestell geben, um es bei Raumtemperatur vollständig abzukühlen.

- Huhn und Pistazien schnelle Bisse

serviert: 1

Zutaten:

für die Hühnerbasis:

4 Hähnchenschenklchen, Felle entfernt, gewaschen, entwässert

1 TL Fischsauce

Wasser, zum Kochen

für den Pistaziensalat:

2 EL Apfelessig

1 EL natives Olivenöl extra

4 Zweige frisches Basilikum, Wurzeln und holzige Stiele entfernt, gewaschen, trocken gepresst, grob zerrissen

6 Kirsch- oder Traubentomaten, geschält, gewaschen, getrocknet, geviertelt

1 Schalotte, klein, geschält, gehackt

und halb tasse geröstete Pistazien, geschält, natriumarm

Salz nach Geschmack

Wegbeschreibungen:

1. die Hühnerbasis zu kochen: in einem Topf die Hähnchenschenklchen und die Fischsauce aufstellen.

nur genug Wasser hinzufügen, um das Fleisch vollständig unter Wasser zu setzen. setzen Sie dies über eine mittelhohe Flamme und lassen Sie das Wasser zum Kochen kommen. schalten Sie die Hitze nach unten, und legen Sie den Deckel auf die Oberseite. Das Hühnerfleisch für die nächsten 20 Minuten köcheln lassen. wenn dies zu schnell auszutrocknen scheint, fügen Sie mehr Wasser hinzu, aber nur bei Bedarf.

2. nach 20 Minuten die Oberschenkelfilets vorsichtig herausfischen und auf einen Teller legen. lassen Sie sie vollständig auf Raumtemperatur abkühlen, bevor Sie das Fleisch, etwa die Größe der geviertelten Tomaten (Sie können die Kochflüssigkeit als Hühnerbrühe für andere Gerichte verwenden).

3. den Salat zusammenzusetzen: in einer Salatschüssel den Apfelessig und das native Olivenöl extra zusammenrühren, bis die Mischung ein wenig emulgiert.

4. mit Ausnahme des Salzes, in die restlichen Zutaten in die Salatschüssel werfen. sanft rühren, so dass die meisten Artikel durch den Verband beschichtet werden. Saison nach Geschmack. mindestens 1 Stunde abkühlen lassen. immer kalt servieren.

- Grünkohl-Smoothie

dient: 2

Zutaten:

1 Apfel oder Birne, klein, geschält, entkernt, geviertelt

1 Banane, klein, geschält, grob gehackt

2 EL Leinsamen

1 Tasse Eiswürfel oder zerkleinertes Eis

6 Grünkohlblätter, groß, Wurzeln und Stiele entfernt, gewaschen, gut entwässert, grob gerissen (Sie können Spinatblätter ersetzen)

2 frische Minzblätter, zum Garnieren (optional)

Wegbeschreibungen:

1. mit Ausnahme der Garnierung alle Zutaten in einen Mixer geben. prozessieren, bis sie glatt sind.

2. Den Smoothie auf 2 Gläser aufteilen. garnieren Sie jeweils mit frischer Minze. sofort servieren.

- Hühnerzarten und Garnelen schnell rühren Braten

dient: 2

Zutaten:

und ein Viertel Pfund Schweinefilet, gut getrimmt, in 1 Zoll dicke Splitter geschnitten, gewaschen, pat-getrocknet

1 TL Meersalz

2 EL Tapiokamehl

und ein Viertel Pfund frische Garnelen, Köpfe und Schwänze entfernt, geschält, Venen entfernt, gewaschen, pat-getrocknet

2 EL paleosicheres Öl, geteilt

und ein Viertel Tasse Knoblauch geröstete Cashew-Nüsse

1 rote Paprika, oben entfernt, halbiert, gerippt, entkernt, julienned

2 Zweige frische Petersilie, Wurzeln und holzige Stiele entfernt, gewaschen, entwässert, grob gehackt

Salz, nach Geschmack

Wegbeschreibungen:

1. in einer kleinen Schüssel das Schweinefilet, Meersalz und Tapiokamehl kombinieren. mischen, bis der größte

Teil des Fleisches eine leichte Beschichtung hat. Beiseite.

2. in der Zwischenzeit eine Antihaft-Pfanne bei mittlerer Hitze aufstellen. etwa 1 Esslöffel Öl eingießen und diese bis leicht rauchig erwärmen lassen.

3. Die Zartblattstreifen rühren, bis sie goldbraun werden, oder etwa 5 bis 7 Minuten. legen Sie dies beiseite auf einem Teller.

4. Das restliche Öl vorsichtig in die Pfanne geben. in die Garnelen und die Paprika. Diese rühren, bis die Garnelen prall und rosa sind, und die Paprika sind völlig schlaff, oder etwa 3 bis 5 Minuten.

5. schalten Sie die Hitze aus und gießen Sie die gekochten Tenderlinstreifen (zusammen mit den Säften, die sich auf dem Teller angesammelt haben) wieder in die Pfanne. Knoblauch geröstete Nüsse dazugeben und gut kombinieren. Saison nach Geschmack.

6. alles auf eine Servierplatte übertragen. mit frischer Petersilie garnieren. servieren, während warm.

Erdbeer-Rüben-Smoothie

Zutaten

1große Rübe geschält und gerieben
1 Banane
1 EL Leinsamen
1 Tasse Kokoswasser
1 Tasse gefrorene Erdbeeren

Anleitung

1.Setzen Sie alle Zutaten in einen Mixer und mixen Sie, bis die Konsistenz glatt und cremig ist. Sofort servieren.

Zubereitungszeit: 6 Minuten

Ei gebacken in Eichelkürbis

Zutaten
1 Eichelkürbis(halbiert und entkernt)
2 Eier
1 EL Frischer Schnittlauch (zerhackt)
Salz (nach Geschmack)
Schwarzer Pfeffer (nach Geschmack)

Anleitung
1. Ofen auf 375 Grad vorheizen
2. Legen Sie den Eichelkürbis nach unten auf ein Backblech und im Ofen für 25-35 Minuten backen, bis er zart wird. Aus dem Ofen nehmen und etwas abkühlen lassen, für 5 Minuten.
3. Legen Sie die Kürbishälften nach oben auf das Backblech. Ein aufgeschlagenes Ei in das Loch in jeder Hälfte geben. Mit Salz und Pfeffer würzen und im Ofen 15 bis 20 Minuten backen, bis das Ei sitzt.
4. Aus dem Backofen nehmen. Mit frischem Schnittlauch garnieren und servieren.

Zubereitungszeit: 55 min

Paleo Kürbis Pfannkuchen

Zutaten
1 Ei
1 EL Mandelbutter
3 EL Kürbis (Dose)
1 EL Zimt
1 Messerspitze Meersalz
Kokosöl
Ahornsirup und Butter

Anleitung
1.Fügen Sie alle Zutaten in einer Rührschüssel hinzu und mischen Sie gut, bis Sie einen Pfannkuchenteig haben. Fügen Sie Kokosöl oder Butter zu einer Pfanne hinzu
2. Den Teig immer portionsweise in die Pfanne geben und für 5 Minuten bei mittlerer Hatz backen. Mit dem restlichen teig ebenso verfahren
3. Pfannkuchen servieren und mit Ahornsirup beträufeln

Zubereitungszeit: 8 Minuten

Cremige Broccoli-Suppe

Zutaten
4 Scheiben Speckwürfel
1 Zwiebel fein gehackt
1 Nelke
1 Knoblauchzehe gehackt
1 Kopf Broccoli gehackt
4 Tassen Hühnerbrühe
1 Tasse Kokosmilch
Meersalz nach Geschmack
Frisch gemahlener schwarzer Pfeffer nach Geschmack

Anleitung
1. Großen Topf bei mittlerer Hitze mit etwas Olivenöl erhitzen und fügen Sie den Speck hinzu. Knusprig braten und aus der Pfanne nehmen.
2. Fügen Sie die Zwiebel und Knoblauch hinzu in die Pfanne. Fügen Sie den Brokkoli hinzu, umrühren und 2 Minuten kochen. Brühe in einem Topf kochen und in die Pfanne geben und 10 Minuten bei mittlerer Hitze köcheln lassen, bis Brokkoli zart ist.
3. Zutaten in der Pfanne mit Pürierstab pürieren und Kokosmilch hinzugeben. Mit Salz und Pfeffer würzen.
4. Die Suppe mit dem reservierten Speck garnieren.

Zubereitungszeit: 30 Minuten

Paleo Hackfleisch Burger

Zutaten
450g Hackfleisch
1 Paprika (gewürfelt)
1 Zwiebel (gewürfelt)
3 Stangensellerie (gewürfelt)
1 Knoblauchzehe (gehackt)
1 EL Kreuzkümmel
1 EL Chili-Pulver
2 Tassen Tomatensauce
1/4 TL Cayennepfeffer (optional)
1/4 TL Paprika Flocke (optional)
Meersalz (nach Geschmack)
Schwarzer Pfeffer (nach Geschmack)
Kokosnussöl

Anleitung
1. In einer Pfanne Kokosöl auf mittlerer Stufe erhitzen.
2. Zwiebel, Pfeffer und Sellerie für 4-5 Minuten in der Pfanne glasig weich braten.
3. Fügen Sie den Knoblauch hinzu für 2-3 Minuten.
4. Fügen Sie das Hackfleisch hinzu und kochen es durch.
5. Fügen Sie die Tomatensauce und die restlichen Gewürze hinzu.
6. Bei mittlerer Hitze für 10 Minuten kochen.
7. Heiß servieren

Hühnchen Salat Wraps

Zutaten
450g Hähnchenbrust (in Scheiben geschnitten)
1 Zwiebel (gewürfelt)
1 Knoblauchzehe (fein zerkleinert)
1 Orange Pfeffer (gewürfelt)
5-6 Weiße Pilze (gewürfelt)
3 Stangensellerie (gewürfelt)
3 Karotten
5-6 Rosenkohl (gewürfelt)
2 TL Reisessig
1 EL Kokos Aminos
1 TL Paprika Flocke (zerdrückt)
Meersalz und schwarzer Pfeffer (nach Geschmack)
2 EL Kokosöl
1 Eisbergsalat (Blätter getrennt)

Anleitung
1. Erhitzen Sie das Kokosöl in großer Pfanne bei mittlerer Hitze.
2. Fügen Sie die Zwiebel, Sellerie, Pfeffer und Knoblauch hinzu und glasig braten.
3. Fügen Sie die Hähnchenbrust hinzu für 3 bis 4 Minuten braten.
4. Fügen Sie die Pilze, Karotten und Rosenkohl hinzu und für weitere 3-4 Minuten braten.
5. Fügen Sie den Reisessig, Kokos Aminos, gemahlener Ingwer, und zerquetschte Paprika Flocke hinzu und gut verrühren.
6. Mit Salz und Pfeffer würzen. Weiter machen bis das

Hähnchen gar ist
7. Servieren auf einer Servierplatte mit Eisbergsalat.
Zubereitungszeit: 30 Minuten

Schmackhaftes Wochenendbaguette

Zutaten:

500 Gramm Weizenmehl Typ 505

2 Teelöffel grobes Meersalz

40 Gramm frische Hefe

2 Teelöffel Zucker

Zubereitung:

1. Zu Beginn das Mehl und das Salz in eine Schüssel geben. Danach die Hefe und den Zucker beifügen. 50 Milliliter lauwarmes Wasser hineingießen und das Ganze zu einem dickflüssigen Teig verrühren. Diesen für etwa 15 Minuten an einem warmen Ort gehen lassen.
2. Jetzt das restliche Wasser dazugeben und alles zusammen mit dem Handmixer verrühren. Den Teig zu einer Kugel formen und nochmals für knapp 45 Minuten gehen lassen.
3. Den Teig nun nochmals durchkneten und in vier gleichgroße Portionen einteilen. Diese vier Portionen danach zu länglichen Fladen formen. Die Enden ein wenig abrunden und die Baguettes auf ein Backblech legen.
4. Den Backofen auf 240 Grad oder 220 Grad Umluft vorheizen.

5. Die Baguettes in den Ofen legen. 150 Milliliter Wasser in eine Fettpfanne geben und in den Ofen stellen, damit das Baguette saftig wird. Nach knapp 10 Minuten nochmals 150 Milliliter Wasser dazugeben.
6. Das Baguette für etwa 30 Minuten goldbraun backen lassen. Danach aus dem Ofen nehmen und abkühlen lassen.

Schnelles Omelette

Zutaten für 1 Portion

2 mittelgroße Eier

1 TL Butter

Salz und Pfeffer

Zubereitung

1. Die Eier in einem geeigneten Behälter schaumig aufschlagen und mit Salz und Pfeffer nach Belieben würzen.
2. Die Butter bei mittlerer Temperatur schmelzen lassen und die Ei-Masse hinzufügen. Das Omelett sollte fest sein, in der Mitte jedoch noch etwas matschig sein.
3. Zwei Seiten des Omeletts in die Mitte klappen und auf einem Teller servieren.

Eggs Florentine

Zutaten für 4 Portionen

4 Portionen Sauce Hollandaise

4 Eier

4 Vollkorntoasties

300 g Spinat

1 EL Olivenöl

Salz und Pfeffer

2 EL Essig

Zubereitung

1. Den Spinat säuern und klein schneiden. In einer Pfanne das Olivenöl auf Temperatur bringen und den Spinat kurz andünsten. Mit etwas Salz und Pfeffer würzen.
2. In einen größeren Topf Wasser einfüllen und zum Kochen bringen. Wenn das Wasser kocht, den Essig hinzufügen. Ein Ei öffnen und in eine Schüssel geben. Mit dem Schneebesen das Wasser rühren, dass sich ein Strudel bildet.
3. Das Ei für vier Minuten kochen.
4. Den Schneebesen entfernen und das Ei aus der Schüssel hinein gleiten lassen. Stets darauf achten, dass der Strudel im Wasser noch vorhanden ist.

5. Dann die restlichen Eier pochieren. Inzwischen die Brötchen toasten und die Sauce Hollandaise aufwärmen.
6. Auf jeweils ein Toastie etwas Spinat und ein pochiertes Ei darüber geben. Abschließend die Sauce Hollandaise darüber gießen.

Überbackenes Paprika-Omelette

Zutaten für 4 Portionen

10 Eier

4 EL Milch

Salz und Pfeffer

1 EL Butter

3 EL Olivenöl

1 gelbe Paprikaschote

200 g kleine Kräuterseitlinge

4 Frühlingszwiebeln

4 Tomaten

1 TL getrockneter Thymian

100 g geriebener Gouda

1 rote Paprikaschote

Zubereitung

1. Den Backofen auf eine Temperatur von 200° C aufheizen. Die Eier mit der Milch, dem Salz und dem Pfeffer vermischen. In einer beschichteten Pfanne die Butter und einem Esslöffel Öl aufheizen. Ein Viertel der Eiermilch hinzugießen und in drei bis vier Minuten zu einem Omelett stocken lassen, danach herausnehmen. Die nächsten drei Omeletts genauso

backen und alle auf ein mit Backpapier belegtes Backblech legen.
2. Die Paprika der Länge nach halbieren, säubern, waschen und in ein Zentimeter kleine Würfel schneiden. Die Pilze ebenfalls säubern, abreiben und grob zerschneiden. Die Frühlingszwiebeln säubern und in feine Ringe zerteilen. Die Tomaten säubern, vierteln, vom Stiel befreien, die Kerne entfernen und in Würfel schneiden.
3. In einer beschichteten Pfanne das restliche Öl erhitzen. Die Paprika und die Pilze bei großer Hitze unter Rühren etwa drei Minuten lang braten. Die Frühlingszwiebeln hinzufügen, etwa zwei bis drei Minuten braten. Die Tomaten daruntermischen, mit etwas Salz, Pfeffer und dem Thymian würzen. Vom Herd wegnehmen. Die Gemüsesorten auf die Omeletts verteilen, dann einklappen und in eine ofenfeste Form geben. Mit Käse bestreuen und im Ofen auf mittlerer Schiene für etwa zehn Minuten überbacken.

Brokkoli-Salami-Gericht mit Spiegelei

Zutaten für 2 Portionen

1 Kopf Brokkoli

2 Esslöffel Olivenöl

1 Zehe Knoblauch

1 Prise Chiliflocken

2 mittelgroße Eier

3 Scheiben Salami

Salz und Pfeffer

Zubereitung

1. Die Brokkoli säubern, die Röschen abtrennen, drei bis vier Minuten in einem Topf mit Salzwasser geben. Nach dem Blanchieren die Brokkoli mit kaltem Wasser spülen, so bleibt die grüne Farbe schön frisch und leuchtend.
2. In einer Pfanne die Hälfte des Öls bei mittlerer Temperatur erwärmen. Den Knoblauch in feine Scheiben teilen und mit den Chiliflocken in das Öl geben, darin etwa eine Minute lang schwenken. Die Salami streifig zerschneiden, gemeinsam mit den Brokkoli braten. Dann nach Geschmack salzen und pfeffern, auf kleinster Stufe warmhalten.
3. In einer anderen Pfanne das restliche Öl heiß machen, die Eier aufschlagen und braten. Die Gemüse-

Fleisch-Mischung auf Tellern aufteilen, mit einem Spiegelei garnieren.

Kürbis-Tofu-Pfanne

Zutaten für 2 Portionen

1 frische rote Chilischote

1 Knoblauchzehe

4 EL Teriyakisauce

2 EL Sojasauce

300 g Natur-Tofu

250 g Hokkaidokürbis

200 g junger Blattspinat

3 EL Öl

2 EL Limettensaft

100 ml Gemüsebrühe, Instant

1 EL geschälte Sesamsamen

Zubereitung

1. Die Chilischote säubern, putzen und der Länge nach aufschneiden. Die Kerne aus den Chili entfernen, die Hälften würfeln. Den Knoblauch von der Schale befreien und fein hacken. Das Chili, den Knoblauch, die Teriyaki- und Sojasauce unterrühren. Den Tofu trocknen und in eineinhalb Zentimeter große Würfel zerschneiden. Mit der Marinade vermengen und etwa eine Viertelstunde marinieren.

2. Währenddessen die Schale des Kürbisses säubern und trocknen. Den Kürbis von den Kernen entfernen und etwa ein Zentimeter groß würfeln. Den Spinat säubern, abtropfen lassen und die groben Stiele abtrennen.

3. Den Tofu abtropfen lassen, dabei die Marinade sammeln. Den Tofu trocknen. In einer Pfanne Öl auf Temperatur bringen, den Tofu für etwa fünf Minuten unter Wenden braten, dann herausnehmen.

4. Das übrige Öl auf Temperatur bringen, den Kürbis bei mittlerer Temperatur unter Rühren sieben bis acht Minuten braten, bis er braun ist. Die Tofumarinade, den Limettensaft und die Brühe dazu gießen. Den Spinat auf den Kürbis legen und zugedeckt etwa zwei Minuten lang garen, bis er zusammengefallen ist. Den Tofu unter das Gemüse mischen und mit erhitzen. Mit dem Sesam dekoriert servieren.

Mozzarella-Omelette mit Grilltomaten

Zutaten für 2 Portionen

Für die Grilltomaten
3 mittelgroße Tomaten

1 TL Olivenöl

Salz und Pfeffer

3 EL geriebener Parmesan

0,5 TL Kräuter der Provence

Olivenöl, für die Auflaufform

Für die Omelette
0,5 Kugeln fettreduzierter Mozzarella, 8,5 % Fett

4 schwarze Oliven

3 getrocknete Tomaten

4 Eier

4 EL Milch, 1,5 % Fett

0,25 TL edelsüßes Paprikapulver

Salz und Pfeffer

2 TL Olivenöl

4 Basilikumblätter

Zubereitung

1. Für die Grilltomaten den Backofengrill auf eine Temperatur von 200° C vorheizen. Die Tomaten

säubern, die Stielansätze entfernen und die Tomaten quer in Hälften schneiden. Eine ausreichend große Auflaufform mit Olivenöl bestreichen, die Tomaten mit der Schnittfläche nach oben hineingeben, mit Olivenöl beträufeln und mit Salz würzen. Den Parmesan mit den Kräutern und etwas Pfeffer vermischen und auf die Tomaten streuen. Diese im Backofen auf mittlerer Stufe für etwa zehn Minuten grillen.
2. Für das Omelett den Mozzarella trocknen. Die Oliven vom Kern befreien und in Scheiben teilen. Die getrockneten Tomaten und den Mozzarella klein würfeln. Die Eier mit der Milch in einer Schüssel vermischen und die Eiermilch mit dem Paprikapulver, dem Salz und dem Pfeffer würzen. Mozzarella, Oliven und getrocknete Tomaten unter die Eiermasse mischen.
3. Das Öl in einer beschichteten Pfanne auf Temperatur bringen, die Eimischung hineingießen und bei mittlerer Hitze drei Minuten stocken lassen, bis die Unterseite braun ist. Wenden und auf der zweiten Seite ebenfalls braten. Das Omelett halbieren, mit den Basilikumblättern belegen und mit den Grilltomaten servieren.

Kräuter-Frittata mit Paprika und Feta

Zutaten für 4 Portionen

5 Eier

Meersalz

1 Bund Petersilie

4 EL frisch geriebener Parmesan

2 rote Paprikaschoten

1 gelbe Paprikaschote

150 g Feta

3 EL Olivenöl

Salz und Pfeffer

Zubereitung

1. Die Eier in einer Schüssel mit einer Prise Meersalz vermischen. Die Petersilie säubern und trocknen, die Blätter ablösen und zerhacken. Petersilie und Parmesan unter die Eier rühren. Die Schoten der Paprika der Länge nach teilen, säubern, waschen und in Streifen schneiden. Den Feta zerbröseln.
2. Das Olivenöl in einer Pfanne auf Temperatur bringen. Die Paprikastreifen hinzufügen und etwa zwei Minuten lang dünsten, mit etwas Salz und Pfeffer würzen. Die Eiermischung darüber gießen und den Feta obenauf verteilen. Die Frittata bei mäßiger Hitze zugedeckt sechs bis acht Minuten stocken lassen. Auf

eine Platte gleiten lassen, in Stücke teilen und warm oder kalt servieren.

Burger aus der Pfanne

Zutaten für 2 Portionen

300 g Rinderhackfleisch

1 mittelgroße Schalotte

1 Prise Salz und 1 Prise Pfeffer

1 Esslöffel Olivenöl

1 Zehe Knoblauch

500 g Spinat

2 mittelgroße Tomaten

2 mittelgroße Eier

Zubereitung Burger aus der Pfanne

1. Die Burger-Patties formen: Schalotte in kleine Würfel zerteilen und mit dem Hackfleisch vermengen, das Salz und den Pfeffer hinzufügen und alles schön kneten. Die Masse teilen und zwei Patties daraus formen.
2. Das Öl auf mittlere Temperatur erhitzen. Die Patties darin gut braten, dann auf eine Seite schieben. Den Knoblauch möglichst klein hacken und in die Mitte geben, etwa eine halbe Minute braten. Den Spinat hinzufügen und warten, bis er zusammengefallen ist. Die Tomate in kleine Würfel schneiden und hinzufügen.
3. Die Burger rausnehmen, den Spinat beiseiteschieben, die Eier aufschlagen. Den Deckel auf die Pfanne legen und etwa drei Minuten garen, bis das Eiweiß stockt.

4. Den Spinat und die Eier zum Fleisch hinzufügen oder alles in der Pfanne auf den Tisch bringen.

Blumenkohlsteaks mit gedünstetem Radicchio

Zutaten für 2 Portionen
Für den Blumenkohl
1 TL Kokosöl

1 mittelgroßer Blumenkohl, längs in 1–2 Zentimeter dicke Scheiben geschnitten

Meersalz

schwarzer Pfeffer, aus der Mühle

Für den Radicchio
1 EL Ghee

3,5 Schalotten, in Scheiben geschnitten

2 Knoblauchzehen, gehackt

0,5 TL Meersalz

0,5 TL schwarzer Pfeffer, aus der Mühle

1 EL Weißweinessig

40 g Radicchio, in feine Streifen geschnitten

1 Handvoll Brunnenkresse oder Babyspinat

1 EL Olivenöl extra vergine

1 Spritzer Zitronensaft

Zubereitung

1. Den Backofen auf eine Temperatur von 200 Grad C aufheizen. In einer Pfanne Kokosöl auf hohe

Temperatur aufheizen. Die Scheiben des Blumenkohls beidseitig für jeweils zwei Minuten braun anbraten. Mit etwas Salz und Pfeffer würzen, auf ein Backblech legen und eine Viertelstunde im Ofen garen.

2. Währenddessen das Ghee erhitzen. Die Schalotten auf mittlerer Einstellung für fünf Minuten braten. Den Knoblauch, etwas Salz, etwas Pfeffer und Essig hineinmischen und etwa drei Minuten garen. Den Radicchio hinzufügen, vermischen und etwa zwei Minuten lang dünsten, bis er zusammengefallen ist.

3. Die Blumenkohlsteaks mit dem Radicchio und etwas Brunnenkresse oder Spinat servieren; mit Olivenöl und Zitronensaft beträufeln.

Buntes Paprikagemüse

Zutaten für 2 Portionen

3 Paprika, gelb, rot grün

1 EL Ghee

0,25 TL Kreuzkümmelsamen, gemahlen

0,25 TL Kurkuma

1 Msp. Ingwerpulver

0,5 TL Garam Masala

1 Msp. Hing

frischer Koriander, nach Belieben

Steinsalz und Pfeffer

Vollrohrzucker

Zubereitung

1. Die Paprika in Viertel teilen, von den Kernen befreien und in Stücke zerschneiden.
2. Den Ghee auf Temperatur bringen. Den Samen des Kreuzkümmels und die Paprika rösten. Etwas Wasser hinzufügen die Paprika darf nicht anbrennen, sondern garkochen. Das Kurkuma, das Ingwerpulver, den Hing und das Garam Masala dazugeben.
3. Mit dem Steinsalz, dem Pfeffer und dem Vollrohrzucker (höchstens eine Prise) je nach Eigengeschmack des Gemüses würzen.

4. Abschließend den Koriander zerschneiden und unter die Paprika mischen.
5. Das Gemüse sollte mit Basmati-Reis oder Kartoffelpüree auf den Tisch gebracht werden.

Gratinierte Tomaten

Zutaten für 4 Portionen

4 Tomaten

250 g Zottarella Rolle Basilikum

4 Scheiben Vollkorntoast

60 g Butter

Salz

2 Zweige Thymian, frisch

Pfeffer, Muskatnuss

3 EL Balsamico Essig

2 EL Olivenöl

Zubereitung

1. Backofen auf 180° C Ober- und Unterhitze vorheizen.
2. Toastbrot in etwa ein Zentimeter große Würfel schneiden. Butter in der Pfanne auf Temperatur bringen und die Brotwürfel vorsichtig braten. Mit Salz, Pfeffer und frisch geriebener Muskatnuss würzen.
3. Tomaten waschen, quer halbieren, Strünke entfernen und Fruchtfleisch mit einem Löffel herauskratzen. Trocken tupfen und mit Salz und Pfeffer würzen.
4. Zottarella Rolle abtropfen lassen und in Würfel schneiden. Rosmarin waschen, trocken schütteln und Nadeln hacken. Zottarellawürfel, Rosmarin, Balsamico

und Olivenöl vermischen. Mit Salz und Pfeffer würzen und ca. 15 Minuten marinieren. Danach etwas abtropfen lassen.

5. Toastwürfel mit Zottarellamasse mischen und in die Tomatenhälften füllen. Auf das mit Backpapier belegte Backblech geben und etwa eine Viertelstunde überbacken.

Gemischte Früchteriegel

Zutaten:
7 Eier
¼ Tassen Honig
2 Esslöffel Kokosnussöl
1 Teelöffel Vanille Extrakt
½ Tasse Kokosnussmehl
½ Teelöffel Backpulver
½ Teelöffel Salz
¼ Tasse Apfelmus
½ Tasse gewürfelter Pfirsich
½ Tasse gewürfelter Apfel
½ Tasse gewürfelte Feige
¼ Teelöffel Muskatnusspulver
¼ Teelöffel Ingwerpulver
½ Teelöffel Zimtpulver

Anleitung:
Heize den Ofen auf 200 C vor.
Legen Sie quadratische Form auf dem Backpapier aus.
Mischen Sie in einer Küchenmaschine Eier, Honig, Kokosnussöl, Apfelmus und Vanille zusammen.
Fügen Sie das Kokosnussmehl, Backpulver, Salz und Gewürze hinzu.
Mixen Sie weiter, bis alles vermischt ist.
Mixen Sie die Äpfel und Feigen in einer Schüssel.
Heben Sie die Apfelmixtur unter den Teig.
Geben Sie den Teig in die vorbereitete Form.
30 Minuten backen.

Tipp: Lese unbedingt mein neues Buch:
Honig: 50 Superfood Rezepte zum Abnehmen, Wundermittel Honig, Kochbuch für mehr Vitalität, Gesundheit und Wohlbefinden, Naturkosmetik, Körperpflege
Dort findest Du zahlreiche Rezepte, die Dein Leben bereichern werden!

Crepes

Zutaten:
3 große Eier
½ Tasse Kokosnussmilch
1 ½ Esslöffel Kokosnussmehl
½ Esslöffel Kokosnussöl
½ Teelöffel Pfeilwurzpulver
Eine Prise Meersalz
Kokosnussöl, um die Pfanne zu fetten

Anleitung:
Verquirlen Sie alle Crepes Zutaten in einer mittelgroßen Schüssel.
Heizen Sie eine Crepe Pfanne bei mittlerer Hitze, dann fetten Sie diese mit Kokosöl.
Geben Sie einen Löffel voll Teig in die heiße Pfanne. Drehen Sie die Pfanne in einer zirkulierenden Bewegung mit einer Hand, um den Teig dünn in der Pfanne zu verteilen.
Die Crepe Pfanne muss komplett mit Teig bedeckt sein. Kochen Sie 1 Minute lang, bis die Ränder anfangen sich anzuheben.
Nutzen Sie eine Spachtel um den Crepe zu wenden. Kochen Sie die andere Seite für 15 Sekunden und legen Sie ihn auf einen Teller.
Machen sie das Gleiche mit dem restlichen Teig.

Mandel Frühstückskekse

Zutaten:
½ Tasse Mandelmehl
1 Tasse Mandelbutter
½ Tasse gehackte Datteln
1 ½ Tasse in Schieben geschnittene Mandeln
1 Tasse Apfelmus
4 mittelgroße Eier
1 Esslöffel Zimtpulver
2 Teelöffel Vanille
½ Teelöffel Salz
1 Teelöffel Backpulver
¼ Tasse getrocknete dunkle Kirschen
¼ Tassen gehackte Walnüsse
¼ Tasse Johannisbeeren

Anleitung:
Heizen Sie den Ofen auf 200 C vor.
Vermischen Sie das Kokosnussmehl, Mandelbutter und Datteln in einer Küchenmaschine.
Fügen Sie die zerkleinerte Kokosnuss, das Apfelmus, Eier, Flachs, Zimtpulver, Vanille, Salz und Backpulver hinzu und mixen Sie 30-45 Sekunden lang, bis sich ein nasser Teig formt.
Fügen Sie die übrigen Zutaten hinzu und geben Sie ein oder zwei Impulse.
Löffeln Sie den Teig auf ein ausgelegtes Backblech.

Backen Sie 15 Minuten lang bis die Kekse oben golden und ein bisschen braun an den Rändern sind.

Pfannkuchen (glutenfrei)

Zutaten:
1 ½ Tassen Walnüsse
½ Tasse Sahne
5 Eier
¼ Tassen Kokosöl
2 Esslöffel Honig
1 Teelöffel Vanille
Prise Salz
Anleitung:
Pfanne mit einem Tropfen Öl vorheizen.
Nüsse in einem Mixer ganz fein zerkleinern.
Restlichen Zutaten hinzufügen und durchmixen.
Mischung in die Pfanne gießen (¼ Tasse = ein Pfannkuchen).

Zarte Schweinekoteletts

Vorbereitungszeit: 10 Minuten
Garzeit: 20 Minuten
Portionen: 4
Zutaten:
- 4 Schweinekoteletts ohne Knochen
- 1 Tasse Wasser
- 2 Esslöffel Olivenöl
- 10 Unzen Paläo- Champignoncremesuppe
- 1 Tasse Kokoscreme
- eine Prise Meersalz und schwarzer Pfeffer
- eine Handvoll gehackte Petersilie

Richtungen:
1. Stellen Sie Ihren Instant-Topf auf den Bratmodus, fügen Sie Öl hinzu, erhitzen Sie ihn, fügen Sie Schweinekoteletts, Salz und Pfeffer hinzu und bräunen Sie sie einige Minuten lang an.
2. Wasser hinzufügen, umrühren, abdecken und 10 Minuten auf hoher Stufe kochen.
3. Schweinekoteletts auf eine Platte geben und beiseite stellen.
4. Stellen Sie den Topf auf den Kochmodus, erhitzen Sie die Kochflüssigkeit, fügen Sie Pilzsuppe hinzu, rühren Sie um, kochen Sie 2 Minuten lang und nehmen Sie die Hitze ab.

5. Petersilie und Kokoscreme hinzufügen und umrühren.
6. Schweinekoteletts auf Teller verteilen, die Sauce darüber träufeln und servieren.

genießen!

Nussbrei

Vorbereitungszeit: 10 Minuten
Garzeit: 7 Minuten
Portionen: 2

Zutaten:
- ½ Tasse Pekannüsse, über Nacht eingeweicht und abgetropft
- ½ Banane, püriert
- 1 Tasse heißes Wasser
- 2 Esslöffel Kokosnussbutter
- ½ Teelöffel Zimt
- 2 Teelöffel Honig

Richtungen:
1. Mischen Sie in einem Mixer Pekannüsse mit Wasser, Banane, Kokosnussbutter, Zimt und Honig, pulsieren Sie gut, geben Sie sie in Ihren Instant-Topf, decken Sie sie ab und kochen Sie sie 7 Minuten lang auf hoher Stufe.
2. in Schalen teilen und zum Frühstück servieren.

genießen!

Ernährung: Kalorien 130, Fett 4, Ballaststoffe 2, Kohlenhydrate 6, Protein 5

Leckere Zucchini Und Kürbis

Vorbereitungszeit: 10 Minuten
Garzeit: 10 Minuten
Portionen: 6

Zutaten:
- 2 Tassen Zucchini, in Scheiben geschnitten
- 2 Esslöffel Olivenöl
- 1 Teelöffel italienisches Gewürz
- schwarzer Pfeffer nach Geschmack
- 2 Tassen gelber Kürbis, geschält und in Keile geschnitten
- 1 Teelöffel Knoblauchpulver
- eine Prise Meersalz

Richtungen:
1. Stellen Sie Ihren Instant-Topf auf den Bratmodus, geben Sie das Öl hinzu und erhitzen Sie es.
2. Kürbis und Zucchini hinzufügen, umrühren und 3 Minuten anbraten.
3. Gewürze, Knoblauchpulver, Salz und schwarzen Pfeffer hinzufügen, werfen, abdecken und 7 Minuten auf hoher Stufe kochen lassen.
4. Auf Teller verteilen und als schnelles Frühstück servieren.

genießen!

Ernährung: Kalorien 132, Fett 2, Ballaststoffe 4, Kohlenhydrate 3, Protein 4

Spezielle Zwiebel-Speck-Marmelade

Vorbereitungszeit: 10 Minuten
Garzeit: 25 Minuten
Portionen: 6
Zutaten:

- 3 Esslöffel Speckfett

- 2 Esslöffel Knoblaucholivenöl

- 4 Pfund gelbe Zwiebeln, in Scheiben geschnitten

- ½ Teelöffel Backpulver

- ½ Packung Speck, gekocht und in dünne Streifen geschnitten

- 5 gehackte Knoblauchzehen

- ½ Tasse Wasser

- ¼ Tasse Balsamico-Essig

- 1 Teelöffel Thymian, getrocknet

- schwarzer Pfeffer nach Geschmack

- 1 Teelöffel rote Pfefferflocken

- 2 Esslöffel Stevia

Richtungen:
1. Geben Sie das Speckfett in Ihren Instant-Topf, stellen Sie es in den Bratmodus und erhitzen Sie es.
2. Zwiebeln hinzufügen, umrühren und 3 Minuten anbraten.

3. Knoblaucholivenöl, Backpulver, Speck, Knoblauch, Wasser, Essig, Thymian, schwarzen Pfeffer, rote Pfefferflocken und Stevia hinzufügen, umrühren, abdecken und 20 Minuten auf hoher Stufe kochen.
4. Decken Sie den Topf ab, stellen Sie ihn erneut in den Bratmodus und kochen Sie ihn noch 2 Minuten lang.
5. Gut umrühren, in Gläser teilen und zum Frühstück servieren.

genießen!

Ernährung: Kalorien 254, Fett 3, Ballaststoffe 2, Kohlenhydrate 5, Protein 7

Frühstück Scotch Eier

Vorbereitungszeit: 10 Minuten
Garzeit: 12 Minuten
Portionen: 4
Zutaten:
- 1 Pfund Wurst, gemahlen
- 4 Eier
- 1 Esslöffel Olivenöl
- 2 Tassen Wasser

Richtungen:
1. Geben Sie 1 Tasse Wasser in Ihren Instant-Topf, fügen Sie den Dampfkorb hinzu und legen Sie die Eier hinein.
2. abdecken, 6 Minuten auf hoher Stufe kochen, Eier auf ein Schneidebrett legen, abkühlen lassen und schälen.
3. Die Wurstmischung in 4 Stücke teilen, jeweils flach drücken, in der Mitte jeweils ein Ei hinzufügen und gut einwickeln.
4. Geben Sie das Öl in Ihren Instant-Topf und stellen Sie es in den Bratmodus.
5. Scotch-Eier hinzufügen, von allen Seiten anbraten und auf einen Teller geben.
6. 1 Tasse Wasser in den Topf geben, den Dampfkorb hinzufügen, schottische Eier hinzufügen, abdecken und 6 Minuten auf hoher Stufe kochen lassen.
7. Eier auf Teller verteilen und servieren.

genießen!

Ernährung: Kalorien 210, Fett 3, Ballaststoffe 5, Kohlenhydrate 6, Protein 6

Frühstücksquiche

Vorbereitungszeit: 10 Minuten
Garzeit: 30 Minuten
Portionen: 4
Zutaten:
- 1 Tasse Wasser
- 6 Eier, geschlagen
- eine Prise schwarzer Pfeffer
- ½ Tasse Kokosmilch
- 4 Speckscheiben, gekocht und zerbröckelt
- 1 Tasse Wurst, gekocht und gemahlen
- ½ Tasse Schinken, gehackt
- 2 grüne Zwiebeln, gehackt

Richtungen:
1. Geben Sie das Wasser in Ihren Instant-Topf und geben Sie den Dampfkorb hinein.
2. Speck, Wurst und Schinken in eine Schüssel geben, mischen und auf dem Boden einer Quiche verteilen.
3. In einer Schüssel Eier mit schwarzem Pfeffer, Kokosmilch und Frühlingszwiebeln mischen und gut verquirlen.
4. Über Fleisch gießen, verteilen, in den Topf geben, abdecken und 30 Minuten auf hoher Stufe kochen.

5. in Scheiben schneiden, auf Teller verteilen und servieren.

genießen!

Ernährung: Kalorien 243, Fett 3, Ballaststoffe 1, Kohlenhydrate 6, Protein 12

Frühstück Süßkartoffeln

Vorbereitungszeit: 5 Minuten
Garzeit: 7 Minuten
Portionen: 2
Zutaten:
- 4 Süßkartoffeln
- 2 Teelöffel italienisches Gewürz
- 1 Esslöffel Speckfett
- 1 Tasse Schnittlauch, zum Servieren gehackt.
- Wasser
- Salz und Pfeffer nach Geschmack

Richtungen:
1. Geben Sie Kartoffeln in Ihren Instant-Topf, geben Sie Wasser hinzu, decken Sie den Topf ab und kochen Sie ihn 10 Minuten lang auf hoher Stufe.
2. Lassen Sie den Druck auf natürliche Weise ab, geben Sie die Kartoffeln auf eine Arbeitsfläche und lassen Sie sie abkühlen.
3. Kartoffeln schälen, in eine Schüssel geben und mit einer Gabel etwas zerdrücken.
4. Stellen Sie Ihren Instant-Topf auf den Sauté-Modus, fügen Sie Speckfett hinzu und erhitzen Sie ihn.
5. Kartoffeln, Gewürze, Salz und Pfeffer nach Geschmack hinzufügen, umrühren, den Topf abdecken und 1 Minute bei hoher Temperatur kochen.

6. Lassen Sie den Druck schnell ab, rühren Sie die Kartoffeln erneut um, teilen Sie sie auf die Teller und servieren Sie sie mit dem darüber gestreuten Schnittlauch.

genießen!

Ernährung: Kalorien 90, Fett 3, Ballaststoffe 1, Kohlenhydrate 6, Protein 7

Winterfrucht Dessert

Vorbereitungszeit: 10 Minuten
Garzeit: 15 Minuten
Portionen: 6
Zutaten:
- 1 Liter Wasser
- 2 Esslöffel Stevia
- 1 Pfund gemischte Äpfel, Birnen und Preiselbeeren
- 5-Sterne-Anis
- eine Prise Nelken, gemahlen
- 2 Zimtstangen
- Schale von 1 Orange, gerieben
- Schale von 1 Zitrone, gerieben

Richtungen:
1. Geben Sie Wasser, Stevia, Äpfel, Birnen, Preiselbeeren, Sternanis, Zimt, Orangen- und Zitronenschale und Nelken in Ihren Instant-Topf, decken Sie ihn ab und kochen Sie ihn 15 Minuten lang auf hoher Stufe.
2. kalt servieren.

genießen!

Ernährung: Kalorien 98, Fett 0, Ballaststoffe 0, Kohlenhydrate 0, Protein 2

Rhabarberdessert

Vorbereitungszeit: 10 Minuten
Garzeit: 5 Minuten
Portionen: 4

Zutaten:
- 5 Tassen Rhabarber, gehackt
- 2 Esslöffel Ghee, geschmolzen
- ⅓ Tasse Wasser
- 1 Esslöffel Stevia
- 1 Teelöffel Vanilleextrakt

Richtungen:
1. Geben Sie Rhabarber, Ghee, Wasser, Stevia und Vanilleextrakt in Ihren Instant- Topf, decken Sie ihn ab und kochen Sie ihn 5 Minuten lang auf hoher Stufe.
2. In kleine Schüsseln teilen und kalt servieren.

genießen!

Ernährung: Kalorien 83, Fett 2, Ballaststoffe 1, Kohlenhydrate 2, Protein 2

Bananendessert

Vorbereitungszeit: 10 Minuten
Garzeit: 30 Minuten
Portionen: 6

Zutaten:
- 2 Esslöffel Stevia
- ⅓ Tasse Ghee, weich
- 1 Teelöffel Vanille
- 1 Ei
- 2 Bananen, püriert
- 1 Teelöffel Backpulver
- 1 ½ Tassen Kokosmehl
- ½ Teelöffel Backpulver
- ⅓ Tasse Kokosmilch
- 2 Tassen Wasser
- Kochspray

Richtungen:
1. In einer Schüssel Milchstevia, Ghee, Ei, Vanille und Bananen mischen und alles umrühren.
2. Mehl in einer anderen Schüssel mit Salz, Backpulver und Soda mischen.
3. Die 2 Mischungen mischen, gut umrühren und in eine gefettete Kuchenform geben.

4. Das Wasser in den Topf geben, den Dampfkorb hinzufügen, die Kuchenform hinzufügen, abdecken und 30 Minuten bei hoher Temperatur kochen.
5. Kuchen abkühlen lassen, in Scheiben schneiden und servieren.

genießen!

Ernährung: Kalorien 243, Fett 1, Ballaststoffe 1, Kohlenhydrate 2, Protein 4

Beerenkompott

Vorbereitungszeit: 10 Minuten
Garzeit: 5 Minuten
Portionen: 8
Zutaten:
- 1 Tasse Blaubeeren
- 2 Tassen Erdbeeren, in Scheiben geschnitten
- 2 Esslöffel Zitronensaft
- 2 Esslöffel Stevia
- 1 Esslöffel Pfeilwurzpulver
- 1 Esslöffel Wasser

Richtungen:
1. Mischen Sie in Ihrem Instant-Topf Blaubeeren mit Zitronensaft und Stevia, rühren Sie sie um, decken Sie sie ab und kochen Sie sie 3 Minuten lang auf hoher Stufe.
2. Fügen Sie Pfeilwurzpulver hinzu, das mit 1 Esslöffel Wasser gemischt ist, rühren Sie um, stellen Sie den Topf in den Kochmodus und kochen Sie weitere 2 Minuten.
3. kalt servieren.

genießen!

Ernährung: Kalorien 162, Fett 2, Ballaststoffe 2, Kohlenhydrate 3, Protein 3

Spezielle Zitronencreme

Vorbereitungszeit: 30 Minuten
Garzeit: 5 Minuten
Portionen: 4
Zutaten:
- 1 Tasse Kokosmilch
- Schale von 1 Zitrone, gerieben
- 6 Eigelb
- 1 Tasse Kokoscreme
- 1 Tasse Wasser
- 1 Esslöffel Stevia
- ½ Tasse frische Brombeeren

Richtungen:
1. Eine Pfanne bei mittlerer Hitze erhitzen, Kokosmilch, Zitronenschale und Kokoscreme hinzufügen, umrühren, zum Kochen bringen, Hitze abnehmen und 30 Minuten ruhen lassen.
2. In einer Schüssel Eigelb mit Stevia und Sahnemischung mischen, umrühren, in 4 Auflaufförmchen teilen und mit Alufolie abdecken.
3. Geben Sie das Wasser in Ihren Instant-Topf, fügen Sie den Dampfkorb hinzu, fügen Sie Auflaufförmchen hinzu, decken Sie es ab und kochen Sie es 5 Minuten lang.
4. Mit Brombeeren darüber servieren.

genießen!

Ernährung: Kalorien 132, Fett 2, Ballaststoffe 1, Kohlenhydrate 2, Protein 2

Tolles Schokoladendessert

Vorbereitungszeit: 5 Minuten
Garzeit: 2 Minuten
Portionen: 4
Zutaten:
- 2 Tassen Wasser

- 3,5 Unzen dunkle Schokolade, gehackt

- 3,5 Unzen Kokosmilch

Richtungen:
1. In einer Auflaufform Schokolade mit Kokosmilch mischen und gut verquirlen.
2. Geben Sie das Wasser in Ihren Instant-Topf, fügen Sie den Dampfkorb hinzu, geben Sie die Auflaufform hinein, decken Sie sie ab und kochen Sie sie 2 Minuten lang auf hoher Stufe.
3. Schokoladenmischung gut umrühren und servieren.

genießen!

Nährwert: Kalorien 110, Fett 3, Ballaststoffe 2, Kohlenhydrate 4, Protein 2

Zucchini-Beilage

Vorbereitungszeit: 10 Minuten
Garzeit: 4 Minuten
Portionen: 4
Zutaten:
- 2 Esslöffel Minze, gehackt
- 1 Esslöffel Olivenöl
- ½ Tasse Wasser
- 2 Zucchini, halbiert und grob gehackt
- ½ Esslöffel Dill, gehackt
- eine Prise schwarzer Pfeffer

Richtungen:
1. Stellen Sie Ihren Instant-Topf auf den Bratmodus, fügen Sie das Öl hinzu, erhitzen Sie es, fügen Sie Zucchini hinzu, rühren Sie um und kochen Sie es 1 Minute lang.
2. Wasser und schwarzen Pfeffer hinzufügen, umrühren, abdecken und 3 Minuten auf hoher Stufe kochen lassen.
3. Minze und Dill hinzufügen, vorsichtig umrühren, auf Teller verteilen und als Beilage servieren.

genießen!

Ernährung: Kalorien 30, Fett 0, Ballaststoffe 1, Kohlenhydrate 2, Protein 2

Süßkartoffeln

Vorbereitungszeit: 10 Minuten
Garzeit: 16 Minuten
Portionen: 4

Zutaten:
- 2 Pfund Süßkartoffeln, in mittlere Stücke geschnitten
- 5 Esslöffel Olivenöl
- 5 gehackte Knoblauchzehen
- schwarzer Pfeffer nach Geschmack
- 1 Rosmarinfeder
- ½ Tasse Brühe

Richtungen:
1. Stellen Sie Ihren Instant-Topf auf den Bratmodus, fügen Sie Öl hinzu, erhitzen Sie ihn, fügen Sie Kartoffeln, Rosmarin und Knoblauch hinzu, rühren Sie ihn um und bräunen Sie ihn 6 Minuten lang an.
2. Brühe und Pfeffer in den Topf geben, abdecken und 10 Minuten bei hoher Temperatur kochen lassen.
3. Rosmarin wegwerfen, Kartoffeln auf Teller verteilen und servieren.

genießen!

Ernährung: Kalorien 73, Fett 1, Ballaststoffe 1, Kohlenhydrate 2, Protein 2

Unglaubliche Kohlbeilage

Vorbereitungszeit: 10 Minuten
Garzeit: 10 Minuten
Portionen: 4
Zutaten:

- 1 Kohl, grob zerkleinert
- 1 Esslöffel Olivenöl
- 2 geriebene Karotten
- ¼ Tasse Balsamico-Essig
- 1 und ¼ Tasse Wasser + 2 Teelöffel
- 1 Teelöffel Stevia
- eine Prise Cayennepfeffer
- eine Prise rote Pfefferflocken
- 2 Teelöffel Pfeilwurzpulver

Richtungen:
1. Stellen Sie Ihren Instant-Topf auf den Bratmodus, fügen Sie Öl hinzu, erhitzen Sie ihn, fügen Sie Kohl hinzu, rühren Sie ihn um und braten Sie ihn 3 Minuten lang an.
2. Karotten, 1 und ¼ Tasse Wasser, Stevia, Essig, Cayennepfeffer und Pfefferflocken hinzufügen, umrühren, abdecken und 5 Minuten bei hoher Temperatur kochen.
3. Kohlmischung auf Teller verteilen und beiseite stellen.

4. Stellen Sie den Topf auf den Kochmodus, fügen Sie Pfeilwurzel und das restliche Wasser hinzu, rühren Sie um, kochen Sie 2 Minuten lang, beträufeln Sie den Kohl und servieren Sie ihn als Beilage.

genießen!

Ernährung: Kalorien 73, Fett 2, Ballaststoffe 3, Kohlenhydrate 7, Protein 1

Gemischtes Gemüse

Vorbereitungszeit: 10 Minuten
Garzeit: 10 Minuten
Portionen: 4
Zutaten:
- 2 gelbe Paprika, in Scheiben geschnitten
- 1 Esslöffel Olivenöl
- ¼ Tasse Wasser
- 2 rote Paprika, in Scheiben geschnitten
- 1 grüne Paprika, in Scheiben geschnitten
- 2 gehackte Knoblauchzehen
- 2 gehackte Tomaten
- 1 rote Zwiebel, gehackt
- eine Prise Salz und schwarzen Pfeffer
- 1 Bund Petersilie, fein gehackt

Richtungen:
1. Stellen Sie Ihren Instant-Topf auf den Bratmodus, fügen Sie das Öl hinzu, erhitzen Sie es, fügen Sie Zwiebeln hinzu, rühren Sie um und kochen Sie es 3 Minuten lang.
2. rote, gelbe Paprika, grüne Paprika, Tomaten, Wasser, Salz und Pfeffer hinzufügen, umrühren, abdecken und 7 Minuten auf hoher Stufe kochen lassen

3. Gemüse in eine Schüssel geben, Knoblauch und Petersilie hinzufügen, werfen, auf Teller verteilen und als Beilage servieren.

genießen!

Ernährung: Kalorien 152, Fett 1, Ballaststoffe 2, Kohlenhydrate 5, Protein 6

Kürbispüree

Vorbereitungszeit: 10 Minuten
Garzeit: 20 Minuten
Portionen: 4
Zutaten:
- ½ Tasse Wasser
- 2 Esslöffel Ghee
- 2 Eichelkürbis, halbiert
- eine Prise Salz und schwarzen Pfeffer
- ¼ Teelöffel Backpulver
- ½ Teelöffel Muskatnuss, gerieben
- 2 Esslöffel Ahornsirup

Richtungen:
1. Geben Sie das Wasser in Ihren Instant-Topf, fügen Sie den Dampfkorb hinzu, fügen Sie Kürbishälften hinzu, würzen Sie mit einer Prise Salz, Pfeffer und Backpulver, reiben Sie etwas, decken Sie es ab und kochen Sie es 20 Minuten lang auf hoher Stufe.
2. Den Kürbis auf einen Teller geben, abkühlen lassen, das Fleisch abkratzen, in eine Schüssel geben und mit Ghee, Ahornsirup und Muskatnuss mischen.
3. Mit einem Kartoffelstampfer zerdrücken, gut verquirlen, auf Teller verteilen und als Beilage servieren.

genießen!

Ernährung: Kalorien 143, Fett 2, Ballaststoffe 2, Kohlenhydrate 7, Protein 2

Erstaunliche Karottenbeilage

Vorbereitungszeit: 10 Minuten
Garzeit: 10 Minuten
Portionen: 12
Zutaten:
- 3 Pfund Karotten, geschält und in mittlere Stücke geschnitten
- eine Prise Meersalz und schwarzer Pfeffer
- ½ Tasse Wasser
- ½ Tasse Ahornsirup
- 2 Esslöffel Olivenöl
- ½ Teelöffel Orangenschale, gerieben

Richtungen:
1. Geben Sie das Öl in Ihren Instant-Topf, fügen Sie die Karotten hinzu und werfen Sie.
2. Ahornsirup, Wasser, Salz, Pfeffer und Orangenschale hinzufügen, umrühren, abdecken und 10 Minuten auf hoher Stufe kochen lassen.
3. Auf Teller verteilen und als Beilage servieren.

genießen!

Ernährung: Kalorien 140, Fett 2, Ballaststoffe 1, Kohlenhydrate 2, Protein 6

Kürbis-Blumenkohl-Reis

Vorbereitungszeit: 5 Minuten
Garzeit: 10 Minuten
Portionen: 4
Zutaten:

- 2 Unzen Olivenöl
- 1 gelbe Zwiebel, gehackt
- 2 gehackte Knoblauchzehen
- 12 Unzen Blumenkohlreis
- 4 Tassen Hühnerbrühe
- 6 Unzen Kürbispüree
- ½ Teelöffel Muskatnuss, gemahlen
- 1 Teelöffel Thymian gehackt
- ½ Teelöffel Ingwer, gerieben
- ½ Teelöffel Zimtpulver
- ½ Teelöffel Piment
- 4 Unzen Kokoscreme

Richtungen:
1. Stellen Sie Ihren Instant-Topf auf den Bratmodus, fügen Sie das Öl hinzu, erhitzen Sie es, fügen Sie Knoblauch und Zwiebeln hinzu, rühren Sie um und braten Sie es 3 Minuten lang an.
2. Blumenkohlreis, Brühe, Kürbispüree, Thymian, Muskatnuss, Zimt, Ingwer und Piment hinzufügen,

umrühren, abdecken und 12 Minuten auf hoher Stufe kochen lassen.
3. Kokoscreme hinzufügen, umrühren, auf Teller verteilen und als Beilage servieren.

genießen!

Ernährung: Kalorien 152, Fett 2, Ballaststoffe 3, Kohlenhydrate 5, Protein 6

Thunfisch-Pastetchen

Vorbereitungszeit: 10 Minuten
Garzeit: 10 Minuten
Portionen: 12
Zutaten:
- 15 Unzen Thunfischkonserven, abtropfen lassen und abblättern
- 1 Teelöffel Petersilie, gehackt
- 1 Teelöffel Dill, gehackt
- 1 Teelöffel Knoblauchpulver
- ½ Tasse rote Zwiebel, gehackt
- eine Prise Meersalz und schwarzer Pfeffer
- 1 Esslöffel Olivenöl
- ½ Tasse Wasser
- 3 Eier

Richtungen:
1. In einer Schüssel Thunfisch mit Salz, Pfeffer, Dill, Petersilie, Zwiebel, Knoblauchpulver und Eiern mischen, gut umrühren, die Pastetchen formen und auf einen Teller legen.
2. Stellen Sie Ihren Instant-Topf auf den Sauté-Modus, geben Sie Öl hinzu, erhitzen Sie ihn, fügen Sie Pastetchen hinzu, kochen Sie sie auf jeder Seite 2 Minuten lang und geben Sie sie auf einen Teller.

3. Reinigen Sie Ihren Instant-Topf, fügen Sie das Wasser hinzu, fügen Sie den Dampfkorb hinzu, fügen Sie Thunfischpastetchen hinzu, decken Sie ihn ab und kochen Sie ihn 6 Minuten lang auf hoher Stufe.
4. Pastetchen auf einer Platte anrichten und als Vorspeise servieren.

genießen!

Ernährung: Kalorien 120, Fett 2, Ballaststoffe 1, Kohlenhydrate 1, Protein 3

Red Mangold Wunder

Vorbereitungszeit: 10 Minuten
Garzeit: 7 Minuten
Portionen: 4

Zutaten:
- 2 Esslöffel Olivenöl
- 1 gelbe Zwiebel, gehackt
- ½ Tasse Gemüsebrühe
- 2 Esslöffel Kapern
- 2 Esslöffel Kalamata- Oliven, entkernt und in Scheiben geschnitten
- Saft von 1 Zitrone
- schwarzer Pfeffer nach Geschmack
- 1 Teelöffel Stevia
- 2 Trauben roter Mangold, gehackt

Richtungen:
1. Stellen Sie Ihren Instant-Topf auf den Bratmodus, geben Sie Öl hinzu, erhitzen Sie ihn, fügen Sie Zwiebeln hinzu, rühren Sie ihn um und braten Sie ihn 3 Minuten lang an.
2. Stevia, Mangold, Oliven, Zitronensaft, Kapern, schwarzen Pfeffer und Brühe hinzufügen, umrühren, abdecken und 4 Minuten auf hoher Stufe kochen lassen.

3. In kleine Schüsseln teilen und als Vorspeise dienen. genießen!

Ernährung: Kalorien 89, Fett 1, Ballaststoffe 1, Kohlenhydrate 2, Protein 2

Karotten Vorspeise

Vorbereitungszeit: 10 Minuten
Garzeit: 9 Minuten
Portionen: 4
Zutaten:
- ¼ gelbe Zwiebel, gehackt
- 1 Esslöffel Olivenöl
- ½ Tasse Wasser
- 4 Karotten, in dünne Streichhölzer geschnitten
- 1 gehackte Knoblauchzehe
- 6 Unzen weißer Thunfisch in Dosen, abgetropft und abgeplatzt
- 1 Esslöffel Dijon- Senf
- 1 Esslöffel Balsamico-Essig
- eine Prise Salz und schwarzen Pfeffer
- 1 Esslöffel Zitronensaft

Richtungen:
1. In einer Schüssel Essig mit Salz, Pfeffer, Senf und Zitronensaft mischen, gut verquirlen und beiseite stellen.
2. Stellen Sie Ihren Instant-Topf auf den Bratmodus, fügen Sie das Öl hinzu, erhitzen Sie es, fügen Sie Zwiebel und Knoblauch hinzu, rühren Sie um und braten Sie es 4 Minuten lang an.

3. Karotten und Wasser hinzufügen, umrühren, abdecken und 5 Minuten auf hoher Stufe kochen lassen.
4. Karotten in eine Salatschüssel geben, Thunfisch und das Salatdressing hinzufügen, zum Überziehen werfen und im Kühlschrank aufbewahren, bis Sie sie als Vorspeise servieren.

genießen!

Ernährung: Kalorien 100, Fett 3, Ballaststoffe 3, Kohlenhydrate 6, Protein 8

Gebratene Hummerschwänze

Vorbereitungszeit: 10 Minuten
Garzeit: 10 Minuten
Portionen: 2
Zutaten:
- 2 große ganze Hummerschwänze
- ½ Teelöffel Paprika
- ½ Tasse Kokosnussbutter
- weißer Pfeffer nach Geschmack
- 1 in Keile geschnittene Zitrone

Richtungen
1. Legen Sie Hummerschwänze auf ein Backblech, schneiden Sie die Oberseite der Hummerschalen ab und ziehen Sie sie auseinander
2. Mit weißem Pfeffer und Paprika würzen.
3. fügen Sie Butter hinzu und werfen Sie leicht
4. Hummerschwänze in den vorgeheizten Broiler geben und 10 Minuten braten.
5. auf Teller verteilen, mit Zitronenschnitzen garnieren und sofort servieren!

genießen!

Ernährung: Kalorien 140, Fett 2, Ballaststoffe 2, Kohlenhydrate 6, Protein 6

Pilz Vorspeise

Vorbereitungszeit: 10 Minuten
Garzeit: 12 Minuten
Portionen: 4
Zutaten:
- 1 Pfund Chorizo, gehackt

- 1 Pfund große weiße Pilzkappen, Stängel getrennt und gehackt

- 2 Esslöffel Olivenöl

- 1 Tasse Wasser

- 1 gelbe Zwiebel, gehackt

- eine Prise schwarzer Pfeffer

Richtungen:
1. Stellen Sie Ihren Instant-Topf auf den Bratmodus, fügen Sie Öl hinzu, erhitzen Sie ihn, fügen Sie Pilzstängel, Zwiebeln und eine Prise schwarzen Pfeffer hinzu, rühren Sie um und braten Sie ihn 5 Minuten lang an.
2. Chorizo hinzufügen, umrühren, in eine Schüssel geben, abkühlen lassen und die Pilze mit dieser Mischung füllen.
3. Reinigen Sie Ihren Instant-Topf, geben Sie das Wasser hinzu, fügen Sie den Dampfkorb hinzu, legen Sie gefüllte Pilze hinein, decken Sie ihn ab und kochen Sie ihn 7 Minuten lang auf hoher Stufe.

4. auf einer Platte anrichten und als Vorspeise servieren.

genießen!

Ernährung: Kalorien 135, Fett 2, Ballaststoffe 2, Kohlenhydrate 4, Protein 12

Besonderer Und Leckerer Snack

Vorbereitungszeit: 10 Minuten
Garzeit: 5 Minuten
Portionen: 4
Zutaten:
- 1 und ½ Pfund Rosenkohl, halbiert
- 1 Esslöffel weißer Pfeffer
- 3 Esslöffel Kokosaminos
- 2 Esslöffel Balsamico-Essig
- 2 Esslöffel Olivenöl
- 2 gehackte Knoblauchzehen

Richtungen:
1. Stellen Sie Ihren Instant-Topf auf den Bratmodus, fügen Sie das Öl hinzu, erhitzen Sie es, fügen Sie den Knoblauch hinzu, rühren Sie um und kochen Sie es 1 Minute lang.
2. füge Rosenkohl, Kokos aminos , Essig und weißen Pfeffer, werfen zu beschichten, Abdeckung und Koch auf Höhe für 5 Minuten.
3. Sprossen in eine Schüssel geben und als Snack servieren.

genießen!

Nährwert: Kalorien 50, Fett 0, Ballaststoffe 3, Kohlenhydrate 3, Protein 4

Garnelengenuss

Vorbereitungszeit: 5 Minuten
Garzeit: 3 Minuten
Portionen: 4
Zutaten:
- 1 Tasse Wasser

- 1 Teelöffel Olivenöl

- 1 Pfund Garnelen, geschält und entdarmt

- 1 Bund Spargelstangen, geschnitten

- ½ Esslöffel italienisches Gewürz

Richtungen:
1. Geben Sie das Wasser in Ihren Instant-Topf, geben Sie den Dampfkorb hinzu, geben Sie Spargel und Garnelen hinzu, beträufeln Sie das Öl, streuen Sie italienisches Gewürz darüber, decken Sie es ab und kochen Sie es 3 Minuten lang auf hoher Stufe.
2. Alles auf Teller verteilen und servieren.

genießen!

Ernährung: Kalorien 142, Fett 1, Ballaststoffe 2, Kohlenhydrate 4, Protein 6

Spezielle Truthahnflügel

Vorbereitungszeit: 10 Minuten
Garzeit: 20 Minuten
Portionen: 4

Zutaten:
- 4 Truthahnflügel
- 2 Esslöffel Ghee, geschmolzen
- 2 Esslöffel Olivenöl
- 1 ½ Tassen Preiselbeeren, getrocknet
- 1 Tasse Walnüsse
- eine Prise Meersalz und schwarzer Pfeffer
- 1 gelbe Zwiebel, grob gehackt
- 1 Tasse Orangensaft
- 1 Bund Thymian, gehackt

Richtungen:
1. Stellen Sie Ihren Instant-Topf auf den Sauté-Modus, geben Sie Ghee und Öl hinzu, erhitzen Sie ihn, fügen Sie Putenflügel, Salz und Pfeffer hinzu, bräunen Sie ihn von allen Seiten und geben Sie ihn auf einen Teller.
2. Zwiebel, Walnüsse, Preiselbeeren und Thymian in den Topf geben, umrühren und 2 Minuten kochen lassen.

3. Orangensaft hinzufügen, Putenflügel wieder in den Topf geben, umrühren, abdecken und 20 Minuten auf hoher Stufe kochen lassen .
4. Truthahnflügel auf Teller verteilen und warm halten.
5. Stellen Sie den Instant-Topf auf den Kochmodus, kochen Sie die Cranberry-Mischung noch 5 Minuten lang, beträufeln Sie die Putenflügel und servieren Sie sie.

genießen!

Ernährung: Kalorien 232, Fett 4, Ballaststoffe 2, Kohlenhydrate 6, Protein 15

Erfrischende Fenchelsuppe

Vorbereitungszeit: 10 Minuten
Garzeit: 15 Minuten
Portionen: 3
Zutaten:

- 1 Fenchelknolle, gehackt
- 1 Lauch, gehackt
- 1 Esslöffel Olivenöl
- 1 Lorbeerblatt
- 2 Tassen Wasser
- ½ Würfel italienisches Gewürz
- eine Prise Meersalz und schwarzer Pfeffer
- 2 Teelöffel Cashewkäse, gerieben

Richtungen:
1. Mischen Sie in Ihrem Instant-Topf Fenchel mit Lauch, Lorbeerblatt, Gewürzen und Wasser, rühren Sie ihn um, decken Sie ihn ab und kochen Sie ihn 15 Minuten lang auf hoher Stufe
2. Käse, Öl, Salz und Pfeffer hinzufügen, umrühren, in Schalen teilen und servieren.

genießen!

Ernährung: Kalorien 100, Fett 2, Ballaststoffe 2, Kohlenhydrate 5, Protein 6

Leichter Lachs

Vorbereitungszeit: 5 Minuten
Garzeit: 5 Minuten
Portionen: 4
Zutaten:
- 4 mittelgroße Lachsfilets ohne Knochen und ohne Haut
- 1 Lorbeerblatt
- 1 Teelöffel Fenchelsamen
- 4 gehackte Frühlingszwiebeln
- Schale von 1 Zitrone, gerieben
- 1 Teelöffel Balsamico-Essig
- 3 Pfefferkörner
- ¼ Tasse Dill, gehackt
- 2 Tassen Hühnerbrühe
- eine Prise Meersalz und schwarzer Pfeffer

Richtungen:
1. Mischen Sie in Ihrem Instant-Topf Frühlingszwiebeln mit Brühe, Pfefferkörnern, Zitronenschale, Essig, Fenchel, Wein, Dill und Lorbeerblatt, rühren Sie um, fügen Sie den Dampfkorb hinzu und legen Sie Lachsfilets hinein.
2. Mit einer Prise Salz und Pfeffer würzen, abdecken und 5 Minuten auf hoher Stufe kochen lassen.

3. Fischfilets auf Teller verteilen und beiseite stellen.
4. Stellen Sie den Topf auf köcheln, kochen Sie die Sauce noch ein paar Minuten, beträufeln Sie den Lachs und servieren Sie ihn sofort.

genießen!

Ernährung: Kalorien 187, Fett 3, Ballaststoffe 3, Kohlenhydrate 6, Protein 7

Kaltes Vegetarisches Vergnügen

Vorbereitungszeit: 10 Minuten
Garzeit: 10 Minuten
Portionen: 4

Zutaten:
- ½ Tasse Olivenöl
- 1 gelbe Zwiebel, fein gehackt
- 3 gehackte Tomaten
- 1 gehackte Knoblauchzehe
- ¼ Tasse Petersilie, gehackt
- ¼ Tasse Dill, gehackt
- 1 Teelöffel Basilikum, gehackt
- 1 Tasse Gemüsebrühe
- 3 gehackte Süßkartoffeln
- 2 gehackte Zucchini
- 2 gehackte Karotten
- 3 gehackte Selleriestangen
- 1 grüne Paprika, dünn geschnitten
- Salz und schwarzer Pfeffer nach Geschmack

Richtungen:
1. Stellen Sie Ihren Instant-Topf auf den Bratmodus, fügen Sie das Öl hinzu, erhitzen Sie es, fügen Sie

Zwiebeln hinzu, rühren Sie um und kochen Sie es 2 Minuten lang.
2. Petersilie, Knoblauch und Dill hinzufügen, umrühren und weitere 1 Minute anbraten.
1. Brühe, Basilikum, Tomaten, Zucchini, Süßkartoffeln, Karotten, grüne Paprika, Sellerie, Salz und Pfeffer hinzufügen, umrühren, abdecken und 6 Minuten auf hoher Stufe kochen lassen.
2. auf Teller verteilen und kalt servieren

genießen!

Ernährung: Kalorien 140, Fett 5, Ballaststoffe 2, Kohlenhydrate 3, Protein 8

Einfache Tomatensuppe

Vorbereitungszeit: 10 Minuten
Garzeit: 15 Minuten
Portionen: 4
Zutaten:
- 35 Unzen Tomaten, gehackt
- 1 gelbe Zwiebel, gehackt
- 2 gehackte Knoblauchzehen
- 1 Esslöffel Olivenöl
- 2 Teelöffel Thymian, gehackt
- 1 Esslöffel Ghee, geschmolzen
- 1 Tasse Gemüsebrühe
- ½ Tasse Kokoscreme
- eine Prise Meersalz und schwarzer Pfeffer

Richtungen:
1. Stellen Sie Ihren Instant-Topf auf den Sauté-Modus, geben Sie das Öl und das Ghee hinzu und erhitzen Sie ihn.
2. Zwiebel und Knoblauch dazugeben, umrühren und 3 Minuten anbraten.
3. Tomaten, Thymian, Brühe, Salz und Pfeffer hinzufügen, umrühren, abdecken und 12 Minuten auf hoher Stufe kochen lassen.
4. Sahne hinzufügen, umrühren, in Schalen schöpfen und servieren.

genießen!

Ernährung: Kalorien 200, Fett 1, Ballaststoffe 3, Kohlenhydrate 5, Protein 7

Erdbeer- Shake

Zutaten:
1 Tasse frische Karotten
½ Tasse gehackte Erdbeeren
½ Tasse frische Blaubeeren
½ Tasse Orangensaft
¼ Tasse Kokosmilch
1 geschälte reife Banane
½ Esslöffel gemahlene Leinsamen
1 Esslöffel Honig

Anleitung:
Waschen Sie alle Früchte und das ganze Gemüse.
Platzieren Sie alle Zutaten in einem Mixer.
Mixen Sie durch.
Servieren Sie sofort.

Zucchini Quiche

Zutaten:
5 Eier
1 Tasse zerkleinerte Zucchini
½ Tasse gehackte Zwiebeln
¼ Teelöffel Salz
¼ Teelöffel Pfeffer
2 Esslöffel Kokosöl
½ Tasse in Schieben geschnittene Tomaten
½ Tasse Sonnengetrocknete Tomaten
Anleitung:
Heizen Sie den Ofen auf 200 C vor.
Fetten Sie eine mittelgroße Springform mit einem Teelöffel Kokosöl.
Schmelzen Sie einen Teelöffel Kokosöl in einer mittelgroßen Pfanne.
Kochen Sie 10 Minuten lang die Zwiebeln und Zucchini in der Pfanne.
Währenddessen schöpfen Sie das Öl von den sonnengetrockneten Tomaten ab.
Schneiden Sie sie grob und fügen Sie sie in eine mittelgroße Schüssel.
Verquirlen Sie die Eier, Salz und Pfeffer und geben Sie es in eine Gusseiserne Pfanne.
In dem Ofen 50 Minuten backen.

Zucchiniblüten mit Honig

Zutaten:
2 TL Honig
150g Garnelen (ohne Kopf und Schale)
1 Eiweiß
1 Frühlingszwiebel
Salz und Pfeffer
5 Zucchiniblüten
½ Zitrone
2 TL Apfelessig
4 EL Kokosöl

Anleitung:
Garnelen mit Eiweiß im Mixer vermischen.
Frühlingszwiebel in feine Würfel schneiden.
In den Mixer hinzufügen.
Mit Salz und Pfeffer würzen.
Zucchiniblüten vorsichtig öffnen und die Blütenstempel entfernen.
Garnelenfüllung in die Blüten geben und die Blüten verschließen.
Blüten in einen Dämpfeinsatz in einen Topf geben.
Für 15 Minuten dämpfen.
Zitrone auspressen und mit Essig, Honig, Kokosöl, Salz und Pfeffer verrühren.
Zucchiniblüten aus dem Dämpfer nehmen und mit der Soße übergießen.

Rührei mit Obst

Zutaten:

- 3 Eier

- 1 Banane

- ½ Mango

- 1 EL Honig

- 1 EL Kokosöl

- TL Zitronensaft

- 2 TL Zimtpulver

- 2 EL Kokosraspel

Zubereitung:

- Eier mit Honig und Zitronensaft verquirlen

- Banane in Scheiben schneiden und Mango würfeln

- Eier in einer Pfanne mit Kokosöl anbraten

- Mango und Bananen-Scheiben dazugeben

- Zimtpulver und Kokosraspeln dazugeben

- kühlen lassen und sofort servieren

Lachs mit leckeren Spargel

Beispiel für **3** Personen

Zutaten

3 Lachsfilets (je 150 g)

15 Stangen grüner Spargel

3 Handvoll Spinat

5 EL Olivenöl

1 TL Salz

1 TL Pfeffer

3 Eigelb

0.5 Zitrone

1 Schalotte

125 g Butter

Küchenmixer

Zubereitung

Den Backofen schon mal auf 180 Grad vorheizen.

Den Spargel normal vorbereiten bzw. schälen.

Spargelstangen mit 2 EL Olivenöl und etwas Salz und Pfeffer mischen, dann auf einen mit Backpapier ausgelegten Ofenrost legen. In den Ofen geben.
In einer Pfanne (am besten natürlich ofenfest) mit etwas Olivenöl den Lachs beidseitig ein bißchen anbraten. Danach den Lachs zu dem Spargel in den Ofen geben.
Anschließen den Spinat mit etwas Öl und Salz ein bißchen anköcheln.

Jetzt die folgende leckere Sauce dazu machen:

Halbe Zitrone auspressen, Schalotte schälen und vierteln. Dann Eigelb, Zitronensaft, Schalotte, etwas Salz und Pfeffer kurz im Mixer vermischen, bis die Schalotte komplett zerkleinert ist. Butter auf mittlerer Hitze schmelzen lassen und langsam zum Mixer hinzugießen. Den Mixer auf kleinster Stufe laufen lassen. Die Sauce wird sich jetzt verdicken.
Jetzt anrichten: Lachs auf etwas Spinat platzieren, Spargelstangen darüberlegen und mit der Sauce übergießen.

fertig!

mein Tipp:

frische Küchenkräuter noch mit hinzufügen.

Gefüllte Hähnchenbrust mit Brokkoli und Käsesoße

für 2 Personen

Zutaten

2 Hähnchenbrüste (à ca. 160 g), am besten Bio

4,5 Softtomaten

4 TL Pesto Calabrese (aus dem Glas)

4 EL gehackte Petersilie

0,5 Zwiebel

3 TL Rapsöl

150 ml Milch

50 g Blauschimmelkäse (etwa St. Agur)

schwarzer Pfeffer aus der Mühle

200 g Brokkoliröschen

Salz

1 mittelgroße gekochte Kartoffel vom Vortag

Zubereitung

Hähnchenbrüste waschen, trocken tupfen und eine tiefe Tasche in die Mitte schneiden. Softtomaten in feine Streifen schneiden, mit Pesto und Petersilie vermischen. Hähnchenbrüste damit füllen.

Zwiebel fein hacken, in 1 TL Rapsöl anschwitzen. Milch und Blauschimmelkäse zugeben und unter Rühren schmelzen, kräftig pfeffern.

Brokkoli ein paar Minuten aufkochen und leicht salzen. Gekochte Kartoffel pellen, zerkleinern und unter den Brokkoli mischen.

Restliches Öl in einer Pfanne erhitzen. Gefüllte Filets darin pro Seite 6 bis 8 Minuten durchbraten. Brokkoli und Kartoffel zu einer festen Masse verrühren.
Die gefüllten Filets mit dem Brokkoli-Kartoffelmix zusammen auf die Teller geben.

fertig!

Leichte Avocadotasse

Zutaten:
1 Tasse Avocados
4 Eier, leicht geschlagen
¼ Teelöffel schwarzer Pfeffer
3 Teelöffel gehackter Schnittlauch

Anleitungen:
Schneiden Sie die Avocados in Hälften, dann nehmen Sie den Kern aus.
Machen Sie ein Loch im Zentrum der halben Avocado, indem Sie ein Teil des Fleisches der Avocado auskratzen.
Legen Sie die Avocados in eine kleine Backform.
Schlagen Sie die Eier in jede Avocadohälfte.
Backen Sie die Avocado in einem vorgeheizten Ofen bei 250 C für ungefähr 15 Minuten.

Pikanter Zucchini

Zutaten:
2 Karotten
1 Zucchini
1 gelber Kürbis
3 Teelöffel Kokosöl
1 Teelöffel gehackter Knoblauch
Eine Prise Meersalz
Eine Prise Pfefferpulver
3 mittelgroße Eier
1 ½ Esslöffel Kokosmilch
1 ½ Esslöffel Kokosmehl
1 Teelöffel gehackter frischer Basilikum
Anleitung:
Heizen Sie den Ofen auf 200 C vor.
Mit einem Hackbeil, zerhacken Sie die Karotten, Zucchini und Sommerkürbis.
Geben Sie das Kokosöl in eine mittelgroße Pfanne.
Braten Sie den zerkleinerten Knoblauch an.
Fügen Sie das gehackte Gemüse hinzu und würzen es mit Meersalz und Pfeffer.
Mischen Sie Kokosmehl und das übrige Salz in einer Schüssel zusammen und stellen Sie es zur Seite.
Verquirlen Sie die Eier und die Kokosmilch.
Mixen Sie die Kokosmehl Mischung, Eier und gekochtes Gemüse zusammen und lege Sie es in die vorbereitete Bratenform.
Streuen Sie die gehackten Basilikumblätter über die Mischung.

Bei 200 C 45 Minuten backen.

Putenfleisch Honig-Wok

Zutaten:
1 EL Honig
150g Putenbrustfilet
1 gelbe Paprikaschote
2 Karotten
1 Zwiebel
150g Ananasfruchtfleisch
1 EL Kokosöl
Salz und Pfeffer
150ml gepressten Orangensaft
1 EL Apfelessig
Anleitung:
Putenfleisch abspülen und in große Würfel schneiden.
Paprika und Möhren in Streifen schneiden.
Zwiebel in kleine Scheiben schneiden.
Wok mit etwas Öl erhitzen und Putenfleisch rundherum anbraten.
Zwiebel, Möhren und Paprika in den Wok geben und unter Rühren 3-4 Minuten anbraten.
Gepressten Orangensaft und Honig dazugeben und 10 Minuten kochen lassen.
Salz und Pfeffer zum Abschmecken.

Goldene Milch

Der Goldenen Milch sagt man viele heilende Wirkungen nach. Sie ist herrlich wärmend imWinter, wirkt entzündungshemmend und entgiftend. Ihre Hauptzutat ist Kurkuma das entschlackend wirkt und schon seit dem Altertum als Heilmittel bekannt ist.

Zutaten:

- 200 ml Mandelmilch
- 1 EL Kurkuma
- 1 TL Honig
- 1 TL Kokosöl
- Pfeffer

Und so wird's gemacht:
Einfach alle Zutaten bis auf den Honig in einen kleinen Topf geben und vorsichtig erhitzen. In ein Glas oder eine Tasse füllen und mit etwas Honig die noch heiße Milch süßen. Fertig!

WÜRZIGE SUPPE AUS KOKOSMILCH

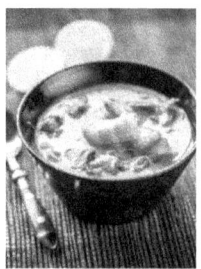

Zubereitungszeit 30 Minuten

Zutaten

- 400 ml Kokosmilch
- 300 g Zwiebeln
- 300 g Champignons
- 100 ml Tomatenmark
- ein faustgroßes Stück Ingwer
- 200 g Garnelen
- Limettensaft, Jalapeño oder Chili und etwas Honig

Zubereitung
In den Topf Kokosmilch und ein Glas Wasser geben, zum Kochen bringen. Zwiebeln und Champignons

hacken, Ingwer und Jalapeño fein hacken. Wenn die Flüssigkeit kocht, Ingwerstücke, Tomatenmark, Pilze und Zwiebeln eingeben. Auch etwas Honig dazutun. Ein paar Minuten köcheln lassen, dann Garnelen zufügen.

Limettensaft (sauer), Fischsoße (salzig) und Jalapeño oder Chili (scharf) zufügen und dauernd probieren, damit die Geschmäcke im Gleichgewicht sind.

Steinzeit-Pfannkuchen

Zutaten für 4 Stück:
- [ ] 4 Eier
- [ ] ½ EL Honig
- [ ] 3 TL gemahlene Vanille
- [ ] 1 EL Kokosöl
- [ ] 1 Prise Salz
- [ ] 50 ml Kokosmilch
- [ ] 3 EL Kokosmehl

Zubereitung:
1. Zerschlagen Sie die Eier, das geschmolzene Fett, die Vanille, den Honig und die Kokosmilch und vermixen Sie diese Zutaten anschließend mit dem Kokosmehl
2. Geben Sie den eben hergestellten Teig in eine eingefettete Pfanne, die sich auf einer Herdplatte mit mittlerer Hitze befindet. Geben Sie nur so viel Teig in die Pfanne das nur die Hälfe des Pfannenbodens bedeckt ist
3. Wenden sie nach wenigen Minuten den Pfannkuchen
4. Die eben beschriebene Zubereitung machen Sie so lange, bis der gesamte Teig aufgebraucht ist

Power Kaffee

Der Power Kaffee, oder Bulletproof Coffee, wird mit gesunden Fetten zubereitet, die den Hunger stillen, die Fettverbrennung anregen und die Gehirnleistung steigern. Manchmal muss ein Kaffee auch als komplettes Frühstück herhalten, der Paleo Power Kaffee ist dafür absolut zu empfehlen.

Zutaten 1 Tasse:

2 ½ EL gemahlenen Kaffee, möglich ist auch Bohnenkaffee

200 ml gefiltertes Wasser

1 TL Kokosöl oder MCT Öl

1 TL Ghee oder Butter

½ TL Zimt wahlweise zur Verfeinerung

1 TL Ahornsirup zum Süßen

Nährwertangaben gesamt:
Kalorien: 137,2 kcal

Kohlenhydrate: 18,1 g

Eiweiß: 0,7 g

Fett: 6,5 g

Zubereitung:

Sofern Sie Bohnenkaffee nutzen möchten, müssen Sie diesen für die Zubereitung natürlich erst einmal mahlen.

Den Kaffee kochen Sie mit 200 ml gefiltertem Wasser auf. Welches Küchengerät Sie dafür nutzen, bleibt Ihnen überlassen.

Als nächstes geben Sie das Kokosöl oder MCT Öl mit der gewünschten Menge Ahornsirup, Zimt und dem gekochten Kaffee in eine Tasse.

Schütten Sie nun den Inhalt der Tasse in einen Mixer oder nutzen Sie einen Milchaufschäumer, bis keine Fettschicht mehr im Kaffee sichtbar ist. Die Konsistenz sollte einheitlich sein.

Achten Sie beim Kauf Ihres Kaffees unbedingt auf die Qualität der Bohnen. Die Bohnen sollten möglichst wenige Toxine enthalten.

Hinweis: Wenn Sie den Kaffee möglichst warm trinken wollen, so empfiehlt es sich, die Tasse anzuwärmen oder das Fett vorher schon in einem Topf oder in der Mikrowelle zu erwärmen.

Libanesische Weinblätter

Für 4 Personen

Zutaten:

0,5 kg Rinderhackfleisch

1 süße Zwiebel, feingehackt

450g Weinblätter

1 Esslöffel Knoblauch, feingehackt

1 Esslöffel getrocknete Minze

1 Zitrone, geschnitten

Meersalz, nach ihrer Wahl

Pfeffer, nach ihrer Wahl

Zubereitung:

1 Mit der Hand Rinderhackfleisch, Zwiebel, Minze, Knoblauch, Salz und Pfeffer vermischen.

2 Mehrere Weinblätter herausnehmen.

3 Blätter mit einem Esslöffel der Hackfleischmischung füllen, in der Mitte des Blattes.

4 Ränder einklappen und eng einrollen.

5 Weinblätter nebeneinander in einen Kochtopf legen, eng zusammen .

6 Wenn die unterste Schicht fertig ist, dann dünne Zitronenscheiben drauflegen .

7 So lange wiederholen, bis nichts mehr von dem Hackfleisch übrig ist.

8 Den Topf mit Wasser füllen, bis er fasst alle Blätter bedeckt. Für 15 Minuten köcheln lassen .

9 Nach dem Kochen das Wasser ausschütten und vor dem Servieren abkühlen lassen .

Würzige Thunfisch- und Tomaten-Burger

Inhaltsstoffe

- Thunfisch - 1 Tasse
- Ei - 1
- Rote Zwiebel (fein gehackt) - 1
- Rote Chilischote (fein gehackt) - 1
- Knoblauch (zerdrückt) - 1 Zehe
- Tomatenmark - 2 Esslöffel
- Kokosmehl - 1 Esslöffel
- Salz und Pfeffer nach Belieben

Zum Servieren (optional, aber empfohlen)
- Avocado
- Kopfsalat
- Koriander
- Extra Chili

Anweisungen
1. Heize den Ofen auf 200 Grad vor.
2. Lege in einer Auflaufform Pergamentpapier aus.
3. Alle Burger-Zutaten in eine Schüssel (mittelgross) geben und umrühren.
4. Aus der Burger-Mischung kleine Plätzchen formen und in die Auflaufform legen.

5. Backe deine Burger im Ofen zwischen 5 und 10 Minuten bis diese durchgegart sind.
6. Sobald die Plätzchen gar sind, ist es Zeit, diese zu servieren.
7. Einen Burger in ein bis zwei Salatblätter geben und mit geschnittener Avocado belegen. Bestreue optional dein Mittagessen mit Koriander und Chili.

Esse ein leichtes Mittagessen.
Beim Mittagessen greifen viele Arbeiter zu fertig verpackten Gerichten, da diese keinen Aufwand mit sich bringen und einigermassen gut schmecken. Der ständige Konsum von solchen Gerichten wirkt sich jedoch negativ auf die Gesundheit aus. Deshalb empfehle ich dir etwas Einfaches und Gesundes zu dir zu nehmen.
Nichts ist einfacher und gesünder als ein Salat. Hierbei ist zu beachten, dass man sich statt für eine fertige Salatsaucen (enthalten viele Zusatzstoffe und Zucker) für ein einfaches Dressing mit Zitronensaft, Olivenöl, Salz und Pfeffer entscheidet. Ich empfehle ein Mittagessen, das aus einem grünen Gemüsesalat mit Protein und wenig Kohlenhydraten besteht.

Kalbfleisch mit Zitrone, Knoblauch und Oregano

Für 2 Personen

Zutaten:

2 x 100g Kalbsschnitzel
¼ Tasse Olivenöl
¼ Tasse frische Oreganoblätter
3 Knoblauchzehen, geschält, in dünne Scheiben geschnitten
1 TL Zitronenschale
½ Tasse Zitronensaft

Zubereitung:

2 EL Öl in einer Pfanne auf mittlerer Hitze erwärmen. Oregano und Knoblauch anbraten, bis der Knoblauch goldbraun ist. Oregano und Knoblauch aus der Pfanne entfernen, so dass überschüssiges Öl in der Pfanne verbleibt. Restliches Öl in die Pfanne geben. Kalbsschnitzel in die Pfanne geben und für 6-8 Minuten braten bis es auf beiden Seiten gebräunt ist. Zitronenschale und Zitronensaft hinzugeben und noch 1 Minute braten.

Das Fleisch auf einen Teller geben und mit der Flüssigkeit aus Pfanne übergießen. Danach die Knoblauch und Oregano Mischung darüber geben. Mit einem einfachen Salat servieren.

Guten Appetit!

Schweinefilet mit Bratkartoffeln

Zutaten:

Für das Schweinefilet

300 g Schweinelende (achte auf Qualität, am besten Bio)

6 Steifen Speck

1 Zweig Rosmarin 3 Stiele Thymian

2 EL Ghee

Für die Bratkartoffeln

2 Süßkartoffeln

1 Zwiebel

5 Streifen Speck

2 Eier

2 EL Ghee

Paprikapulver

Salz

Pfeffer

Zubereitung:

Schweinefilet

Das Fleisch waschen und trockentupfen. Die Kräuterzweige abzupfen und kleinhacken. Das Schweinefilet mit den Kräutern ‚ummanteln'. Das Fleisch danach in den Speck einwickeln und mit Zahnstochern fixieren. Danach in einer Pfanne ohne Fett rundherum anbraten, bis das Fett aus dem Speck austritt. Dann den Deckel auf die Pfanne setzen und das Filet bei kleiner Hitze 15 Minuten fertiggaren.

Bratkartoffeln

Den Ofen auf 220 Ober- und Unterhitze aufheizen. Die Süßkartoffeln schälen und in Rädchen schneiden. Die Zwiebel schälen und in fein schneiden. Den Speck knusprig ohne Fett braten. Die Zwiebel und die Süßkartoffelscheiben in einer Pfanne 10 Minuten weiter braten. Bei Bedarf etwas Ghee zugeben. Den Speck in kleine Stücke schneiden und den Süßkartoffeln zugeben. Mit Paprika, Salz und Pfeffer würzen. Zum Schluss die Eier verquirlen und zugeben. Gut umrühren.

PALEOSUSHI

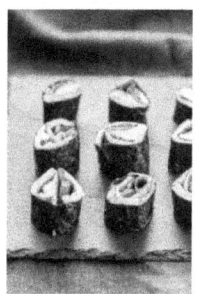

Zubereitungszeit 10 Minuten

Zutaten

- Nori-Blätter
- 400 g Fleisch oder Fisch nach Belieben
- 1 Avocado
- 1 Salatgurke
- 1 Karotte
- anderes Paleo-Gemüse nach Belieben

Zubereitung

Ein Noriblatt auf Sushimatte liegen, glänzende Seite nach unten. Nori mit Fleischscheiben bedecken. Avocadoscheiben etwa 3 cm vom unteren Rand des

Noriblattes legen, dazu auch Gurkenscheiben und andere Gemüse legen, aber pass auf, dass Du keinen zu großen Stapel machst. Zum Rollen der untere Rand des Noriblattes über die Füllung drehen und mit Wasser feucht machen, so hält Sushi besser zusammen. Fest rollen, damit es auch zusammenbleibt. In mundgerechte Stücke schneiden.

Gemüsepfanne mit Rindfleisch

Zutaten 2 Portionen:
- [ ] 400 Gramm Rindfleisch
- [ ] 2 EL Koksaminosäuren
- [ ] 2 EL Rotweinessig
- [ ] 1,5 EL Hühnerbrühe
- [ ] 2 gehackte Knoblauchzehen
- [ ] 1/2 EL Mehr von der Pfeilwurz
- [ ] 1/2 TL Honig
- [ ] 1/2 EL fein gehackter Ingwer
- [ ] 1/4 TL Sesamöl
- [ ] 1 Kopf Brokkoli
- [ ] 2 Karotten
- [ ] 1,5 EL Kokosöl

Zubereitung:
1. Geben Sie das Fleisch in dünnen Streifen zusammen mit dem Rotweinessig, den Kokosaminosäuren in eine Schüssel und marinieren Sie alle Zutaten miteinander. Lassen Sie danach die Schüssel für ca. 15 Minuten bei Zimmertemperatur stehen.

2. In der Zwischenzeit verquirlen Sie 1,5 EL Rotweinessig, 1,5 EL Aminosäuren und die Hühnerbrühe.
3. Den Knoblauch, Ingwer, Pfeilwurz, Honig und das Sesamöl untermischen.
4. Schmelzen Sie 1 EL Kokosfett in einer Pfanne und braten Sie darin das marinierte Fleisch an. Geben Sie es danach in die Schüssel mit dem Rotweinessig.
5. Erhitzen Sie wieder etwas Kokosöl in der Pfanne und geben Sie den Brokkoli und die Karotten zu.
6. Geben Sie einen EL Wasser zu und decken Sie die Pfanne mit ihrem Deckel ab. Lassen Sie das Gemüse für circa 2 Minuten kochen, bis das Wasser verdampft ist.
7. Geben Sie nun zuerst die Knoblauchmischung zum Gemüse zu und dann das Fleisch und lassen Sie alles leicht aufkochen. Danach sofort servieren.

Süßkartoffel–Thunfisch Salat

Zutaten für 4 Personen:
600 g Süßkartoffeln

150 g Thunfisch aus der Dose im eigenen Saft

20 g Ingwer

1 Zwiebel

3 EL Sonnenblumenöl

3 EL gehackte Petersilie

2 EL Honig

1 EL Zitronensaft

1 TL Paprikapulver

Salz und Pfeffer nach Belieben

Nährwertangaben gesamt:
Kalorien: 1573,8 kcal

Kohlenhydrate: 211,6 g

Eiweiß: 61,1 g

Fett: 49,0 g

Zubereitung:
Die Zwiebel schälen und in feine Würfel schneiden. Anschließend in einer heißen Pfanne und dem

Sonnenblumenöl anbraten bis die Zwiebeln glasig sind. Anschließend die Gewürze und den Ingwer hinzufügen und kurz mitanbraten.

Nun die Süßkartoffeln würfeln und in einem Topf mit Wasser bedecken und für 15 Minuten im heißen Wasser kochen lassen. Die Kartoffelwürfel in einem Sieb abtropfen und abkühlen lassen.

Im folgenden Schritt die Süßkartoffeln mit den Zutaten aus der Pfanne in einer Schüssel vermischen. Nun kann auch der abgetropfte Thunfisch zerkleinert und hinzugefügt werden.

Eine weitere Schüssel nehmen und darin Sonnenblumenöl, Honig, Petersilie, Salz und Zitronensaft zu einem Dressing mischen und dies über dem Salat verteilen. Im Kühlschrank gelagert kann dieser Salat leicht am Vorabend vorbereitet und dann mit zur Arbeit genommen werden

Curry Kokosnuss Flocken "Chips"

Für 4 Personen

Zutaten:

2 Tassen große Kokosraspel

1g Stevia

1 Teelöffel Currypulver

Meersalz nach ihrer Wahl

Zubereitung:

1 Alle Zutaten in trockener Bratpfanne mischen .

2 Auf mittlerer Stufe 8-10 Minuten braten bis sie golden werden .

3 „Chips" abkühlen, bis sie knusprig werden.

Geröstete Tomatensuppe

Inhaltsstoffe
- Tomaten - 4
- Knoblauch - 5 Zehen
- Zwiebel - ½
- Petersilie (gehackt) - 1 Esslöffel + mehr zum Garnieren
- Olivenöl - 1 Esslöffel
- Gemüsebrühe - 1 ½ Tassen
- Tomatenmark - 2 Esslöffel
- Salz und Pfeffer nach Belieben

Anweisungen
1. Zuerst den Ofen auf 180 Grad (Umluft) vorheizen.
2. Die Tomaten, Zwiebeln und der Knoblauch in Stücke schneiden und in einer Auflaufform verteilen.
3. Die Mischung in der Auflaufform mit Salz, Pfeffer und Petersilie bestreuen.
4. Die Zutaten ca. 40 Minuten braten, bis die Tomaten auf etwa die Hälfte ihrer Grösse geschrumpft sind. Nimm die Form anschliessend aus dem Ofen.
5. Die Gemüsebrühe in einen Topf geben und bei mittlerer Hitze erwärmen. Danach das Tomatenmark und die gerösteten Zutaten hinzufügen.

6. Alle Zutaten bei schwacher Hitze 8 bis 10 Minuten köcheln lassen.

7. Die Suppe entweder im Topf mit einem Stabmixer oder in einer Küchenmaschine pürieren.

8. Nach Belieben mit Salz und Pfeffer würzen.

9. Beim Servieren mit Petersilie und anderen Kräutern garnieren.

Lamm-Petersilien-Spieße

Für 4-6 Personen

Zutaten:

500g Hackfleisch vom Lamm
1 Ei
1 kleine Zwiebel, fein gehackt
3 EL frische Petersilie, gehackt
½ TL gemahlener Zimt
18-20 Schaschlikstäbchen o.ä.

Zubereitung:

Backofen auf 180 Grad vorheizen.

Alle Zutaten in eine Rührschüssel geben und gut vermengen.

Mit jeweils einer kleinen Handvoll Lammhack-Masse ein Würstchen formen und aufspießen. Prozedur wiederholen, bis das gesamte Hackfleisch aufgebraucht ist.

Lammspieße in eine feuerfeste Form geben oder auf ein mit Backpapier belegtes Backblech.

Lammspieße für 15-20 Minuten im Ofen lassen.

Etwas abkühlen lassen und servieren.

Guten Appetit!

SOßE MIT ÄPFELN UND WALNÜSSEN

Zubereitungszeit 10 Minuten

Zutaten

- 100 ml Olivenöl
- 1/2 Apfel
- 6 - 8 Walnüsse
- Saft von 1/4 Zitrone

Zubereitung
Apfel reiben, Nüsse hacken. Alle Zutaten miteinander vermengen.

Paleo Pasta an leckeren Tomaten

Zutaten:
- 4 mittlere Zucchini
- 1 kleine Portion Kirschtomaten
- 3 EL Pesto
- Salz & Pfeffer
- Olivenöl
- Pinienkerne

Zubereitung:
1. Nutzen Sie einen Julienne Schäler um die Zucchini in Nudeln zu schneiden. Wenn Sie die Samen erreichen, dann stoppen Sie das Schälen und legen die Zucchini beiseite.
2. Schneiden Sie die Tomaten in je zwei Hälften und legen Sie diese auf ein Backblech und beträufeln Sie diese mit Olivenöl. Würzen Sie mit Salz & Pfeffer und geben Sie diese für 20 Minuten bei 200 Grad in den Ofen.
3. Geben Sie das Pesto auf die Zucchininudeln und geben Sie die Tomaten darauf.
4. Geben Sie alles in eine Pfanne und fügen Sie die Pinienkerne hinzu und kochen Sie alles circa 5 Minuten auf.

Paleo Gemüseeintopf

Der Gemüseeintopf nach dem Paleo Ernährungskonzept ist für 2 Personen gut geeignet. Der Eintopf ist ein sehr flexibles Gericht, das viel Raum für eigene Experimente lässt. Die Zubereitung ist denkbar einfach und geht schnell von der Hand.

Zutaten:

1 Knoblauchzehe

1 rote Zwiebel

1 Süßkartoffel

2 Möhren

1 Zucchini

3 EL Ghee/Kokosöl

1 EL grüne Currypaste

150 ml Kokosmilch

150 ml passierte Tomaten

1 Prise Meersalz

Nährwertangaben gesamt:
Kalorien: 848,8 kcal

Kohlenhydrate: 55,5 g

Eiweiß: 14,0 g

Fett: 60,6 g

Zubereitung:

Schälen Sie die Zwiebeln und den Knoblauch und würfeln beide fein. Als nächstes schälen Sie die Süßkartoffeln, sowie die Möhren und schneiden sie in grobe Würfel. Geben Sie diese Zutaten nun in eine Pfanne mit Ghee/Kokosöl und stellen Sie die Temperatur auf mittlere Hitze ein. Salzen Sie das Ganze kräftig und fügen Sie eine gewürfelte Zucchini zu, sobald das Gemüse leicht angebraten ist.

Das Ganze löschen Sie nach der Garzeit mit den passierten Tomaten und der Kokosmilch ab. Fügen Sie nun die Currypaste hinzu und lassen das Gericht 10 Minuten lang köcheln bis es gar ist. Sofern gewünscht, können Sie noch etwas Wasser nachgießen, um die Gemüsesuppe etwas flüssiger zu machen.

Wie eingangs erwähnt, kann der Gemüseeintopf flexibel erweitert werden. Denkbar sind Kürbisse, Auberginen, Kartoffeln, Paprika und verschiedene Gewürze und/oder Kräuter als Einlage.

Gebratene Artischocken

Für 2 Personen

Zutaten:

1 Esslöffel Kokosöl

2 Artischockenherzen ohne Blätter

1 Teelöffel Meersalz

1 Teelöffel frischen Pfeffer

Zubereitung:

1 Vorsichtig die scharfen Enden der Artischockenblätter entfernen.

2 Die äußeren Blätter abschneiden, bis das „Herz" fast erreicht wurde.

3 Einen großen Topf mit Wasser füllen.

4 Artischocken ins Wasser geben und auf mittlerer Hitze zum Kochen bringen .

5 Herzen für 10 Minuten kochen lassen oder bis eine Gabel leicht durch den Stamm gestochen werden kann.

6 Herzen aus dem Wasser nehmen und abkühlen lassen.

7 Das Herz in 1cm große Stückchen schneiden.

8 Meersalz und Pfeffer hinzugeben.

9 Stücke in Bratpfanne mit Kokosöl auf mittlerer Stufe anbraten.

PESTO

Zubereitungszeit 5 Minuten

Zutaten

- 400 ml frischen Basilikum
- 2 Knoblauchzehen
- 2 EL Olivenöl
- 2 EL Pinienkerne

Zubereitung
Alle Zutaten außer Öl in der Küchenmaschine verrühren, dann Öl langsam einrieseln lassen, bis der Konsistenz klappt.

Paleo Schweinezupfbraten

Zutaten 2 Portionen:
- [ ] 500 Gramm Schweinefleisch
- [ ] Salz & Pfeffer
- [ ] ½ gelbe Zwiebel
- [ ] 1 geräucherte Jalapeno
- [ ] 3 EL Würzsoße
- [ ] ¼ Tasse Paleo BBQ Soße
- [ ] 125 ml Rinderbrühe

Zubereitung:
1. Die Zwiebel schälen und vierteln und auf den Boden eines Topfes legen.
2. Entfernen Sie überflüssiges Fett vom Fleisch und schneiden Sie es in 4 bis 5 Stücke. Danach mit Salz & Pfeffer würzen und auf die Zwiebeln legen.
3. Geben Sie nun den Pfeffer und die Soßen hinzu. Verschließen Sie den Topf mit dem Deckel und kochen Sie das Fleisch mehrere Stunden, bis es schön weich ist.
4. Nehmen Sie das Fleisch aus dem Topf und zerkleinern Sie es in kleine Stücke und stellen Sie es beiseite.

5. Die Soße in einen anderen Topf sieben und nochmals aufkochen lassen.
6. Mit einer leckeren Beilage zusammen servieren und genießen.

Wildschweinsteak

Damit das Wildschwein schön zart wird, sollten wir es mindestens 4 Stunden, besser 8 Stunden im Kühlschrank in Marinade legen.

Wir haben hier die Menge für 2 Personen, wenn diese zum Beispiel nur einen grünen Salat dazu essen.

Zutaten für 2 Personen:
400g Wildschweinsteak
1 große Zwiebel
2 große Knoblauchzehen
1 Wasserglas Rotwein
2 EL Avocadoöl
4 Lorbeerblätter
½ TL Pfefferkörner
2 Zimtstangen
1 getrocknete Chili
¼ TL Rosmarin

Zusätzliche benötigen wir noch:

1 Orange
1 Birne
20g frischen Koriander
1 Messerspitze Salz

Nährwertangaben gesamt:
Kalorien: 1444,3 kcal

Kohlenhydrate: 60,7 g

Eiweiß: 115,2 g

Fett: 61,6 g

Zubereitung:
Wir schneiden die Zwiebel in Ringe und den Knoblauch in Scheiben. Die Zutaten für die Marinade und das Fleisch schichten wir in ein Gefäß mit Deckel, beispielsweise einen kleinen Topf (kein Alu oder Weichplastik).
Nachdem das Fleisch durchgezogen ist, können wir es grillen. Während der Grill auf mäßige Hitze aufheizt, nehmen wir das Fleisch aus der Marinade, lassen es abtropfen und salzen es.
Die Marinade in dem Topf zum Kochen bringen. Die Birne und die Orange in knapp ein Zentimeter dicke Scheiben schneiden, und in der Marinade köcheln lassen.

Während das Fleisch auf dem Grill liegt, wird das Korianderkraut kleingehackt. Die fertigen Steaks mit den Birnen- und Orangenscheiben bedecken und das Korianderkraut darüber streuen. Falls man möchte, noch ein bis zwei Esslöffel von dem Sud dazugeben.

Zitrone-Basilikum Antipasto

Für 4 Personen

Zutaten:

12 dünne Genoa Salami Scheiben (ohne Nitrate)
1 kleine Zucchini, dünn geschnitten
8 Pepperoncini
1/2 Tasse schwarze Oliven
1/2 Zitrone
2 Esslöffel Oliven
2 Esslöffel frisches Basilikum
1/4 Teelöffel Meersalz
1/4 Teelöffel Pfeffer
(optional) 250g Cheddar Käse, 8 Stückchen

Zubereitung:

1 Salami, Käse, Zucchini, Pepperoncini und Oliven in eine Schüssel geben.

2 Zitrone über die Antipasti ausdrücken und mit Olivenöl bespritzen. Salz, Pfeffer und Basilikum hinzufügen.

SAFTIGER OFENTOPF

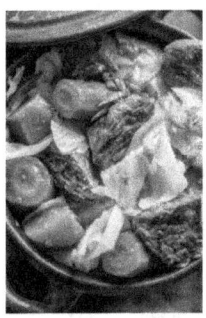

Zubereitungszeit 2 Stunden

Zutaten

- 1 Kg Rindfleisch
- 1 große Zwiebel
- 1 kleinere Kopf Weißkohl
- 4 Karotten
- 1 Kohlrübe
- 4 Knoblauchzehen
- 2 EL Olivenöl
- eine Handvoll Kräuter (Petersilie, Dill, Thymian)
- Salz und Pfeffer nach Geschmack
- Wasser

Zubereitung

Den Ofen auf 180 Grad vorheizen. Rindfleisch in große Stücke, Zwiebel in Spalten, Kohl, Karotte und Kohlrübe in große Stücke schneiden. Kräuter hacken. Öl auf der Bratpfanne erhitzen, Fleischstücke von allen Seiten anbraten. Mit Salz und Pfeffer abschmecken. Danach die Fleischstücke in einen ofenfesten Bräter legen, mit Wasser bis zur Hälfte auffüllen. Abdecken, für ungefähr eine Stunde in den vorgeheizten Ofen stellen. Knoblauchzehen leicht zerdrücken, mit übrigem Gemüse zum Fleisch tun. Wieder abdecken und noch eine Stunde garen lassen. 15 Minuten vor dem Ende der Garzeit Deckel abnehmen.

Baby-Bok-Choy-Salat mit gegrilltem Hühnchen

Zutaten Salaten für 4 Portionen:
- ☐ 200 Gramm gegrilltes, gehacktes Huhn
- ☐ 6 Stück Baby Bok Choy gegrillt und gehackt
- ☐ ½ Tasse rohe, gehackte Yambohne
- ☐ 2 gehackte Frühlingszwiebeln
- ☐ ¼ Tasse gehackten Koriander
- ☐ 1 EL Sesam

Zutaten Dressing:
- ☐ 1 EL frisch, gehackter Ingwer
- ☐ 2 EL Kokoscreme
- ☐ ½ TL scharfe Chilisoße
- ☐ 1 EL Fischsoße
- ☐ 1 EL Sojasauce
- ☐ 1 EL Sesamöl
- ☐ 2 EL frischer Limettensaft
- ☐ 1 TL Steviapulver

Zubereitung:
1. Nachdem Sie alle Zutaten für den Salat klein geschnitten haben, mischen Sie diese in einer Schüssel mit entsprechender Größe gut durch.

2. Geben Sie alle Zutaten für das Dressing in eine Schüssel und rühren Sie diese gut durch. Alternativ kann dies auch eine Küchenmaschine erledigen.

3. Gießen Sie das Dressing über den Salat und mischen Sie beides kurz durch.

4. Sollten Sie etwas Zeit haben, dann gönnen Sie den Zutaten eine Stunde Zeit, damit sich die verschiedenen Aromen miteinander verbinden.

Mexikanisches Omelett

Zutaten für 4 Personen:
400 g Rinderhack

200 ml Chilisauce

8 Eier

2 Zwiebeln

1 Paprika

1 Tomate

1 Knoblauchzehe

3 EL Ghee

Salz, Pfeffer und Oregano zum Würzen

Nährwertangaben gesamt:
Kalorien: 1777,3 kcal

Kohlenhydrate: 100,5 g

Eiweiß: 129,0 g

Fett: 73,2 g

Zubereitung:
Zuerst wird das Gemüse vorbereitet. Dafür Paprika, Zwiebeln, Tomate und Knoblauchzehe in sehr feine

Stücke würfeln und das übrige Gemüse getrennt von der Tomate kurz bei Seite stellen.

Das Rinderhack in einer heißen Pfanne mit geschmolzenem Ghee anbraten. Im Anschluss Zwiebeln, Knoblauch und Paprika in die Pfanne hinzufügen und für kurze Zeit mit anbraten.

Nun die zuvor getrennt aufbewahrte Tomate hinzufügen und alles kurz einkochen lassen. Danach zuerst mit den Gewürzen abschmecken, und erst im letzten Arbeitsschritt mit der Chilisauce der Sauce den letzten Schliff geben. Je nach Geschmack kann die Sauce, nun bis die Omeletts fertig sind, weiterköcheln und so auch noch weiter reduziert werden.

Für die Zubereitung der Omeletts jeweils zwei Eier verquirlen, um für jedes Omelette die gleiche Größe zu erhalten. Die Eier können vor dem Braten ebenfalls noch gewürzt werden.

In einer weiteren Pfanne Ghee schmelzen und die vorbereiteten Eier als Omelett anbraten. Das Omelett dabei erst wenden, wenn die Oberseite fast vollkommen gestockt ist. Wenn beide Seiten goldbraun sind, die nächsten drei Omeletts genauso zubereiten.

Nun das Chili auf den Omeletts verstreichen und zugeklappt noch warm servieren.

Kokosnuss Quadrate

Für 8-10 Personen

Zutaten:

3 Eier aus Freilandhaltung
1 Tasse Kokosmilch, Vollfett
1/3 Tasse Kokosöl
1/3 Tasse Naturhonig
1 Esslöffel Vanilleextrakt
1/2 Tasse Mandelraspeln (Mehl)
1 Esslöffel Kokosraspeln (Mehl)
1 1/2 Tassen ungesüßte Kokosraspeln
1/4 Teelöffel Meersalz

Zubereitung:

1 Backofen auf 175 Grad vorheizen.

2 Mit einem Handmixer Eier, Kokosmilch, Kokosöl, Honig und Vanilleextrakt vermengen.

3 Mixer auf die niedrigste Stufe stellen und langsam Mandelraspeln, dann die Kokosraspel (Mehl)

hinzufügen. Wenn es vermischt ist, die ungesüßten Kokosraspeln dazugeben und mixen, bis es keine Klumpen mehr gibt.

4 Die Mischung in eine 8×8 Backform geben und für 30 Minuten backen oder bis die Ränder golden werden.

5 Danach aus dem Ofen nehmen, in Rechtecke schneiden und bis zum Servieren im Kühlschrank aufbewahren.

BLAUER EIERKUCHEN

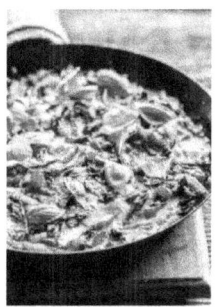

Zubereitungszeit 15 Minuten

Zutaten

- 1 EL Olivenöl
- eine halbe Zwiebel
- 150 g Rotkohl
- 250 g Grünkohl
- 1 gelbe oder 1 rote Paprika
- 6 Eier
- etwas frische oder getrocknete Kräuter, z. B. Oregano oder Basilikum

Zubereitung

Zwiebel, beide Kohlsorten und Paprika hacken. Eier verquirlen. Den Ofen auf 200 Grad vorheizen. Öl auf der ofenfesten Pfanne erhitzen, Zwiebel zufügen. Dünsten, bis Zwiebel anfängt, weich zu werden. Rotkohl zufügen, drei Minuten erhitzen. Danach Grünkohl und Paprika zufügen, erhitzen, bis Grünkohl zusammenfällt.

Nach Geschmack Salz und Pfeffer zufügen. Eier auf die Pfanne gießen, schnell umrühren. Garen, bis die Eimasse zu stocken anfängt. Dann die Pfanne in den Ofen stellen, Programm "Grillen" wählen. Backen, bis die Eimasse gestockt ist und der Eierkuchen goldbraun ist.

Hackfleisch-Gemüse-Topf

Zutaten für 2 Personen:
- ☐ 200 Gramm Hackfleisch
- ☐ 1 Zwiebel
- ☐ 1 bis 2 Dosen Tomaten
- ☐ 2 Zucchini
- ☐ 1 Kohlrabi
- ☐ Salz, Pfeffer, Thymian, Oregano, Lorbeerblatt, Paprikapulver

Zubereitung:
1. Schälen und schneiden Sie die Zwiebel in kleine Würfel
2. Braten Sie das Hackfleisch und danach die Zwiebel in einer mit Öl beträufelten Pfanne
3. Schneiden Sie die Zucchini in mundgerechte Stücke und diese in einer anderen Pfanne, bei mittlerer Hitze, anbraten.
4. Schneiden Sie die Paprika in kleine Stücke und geben Sie diese zum Hackfleisch
5. Die Kohlrabi in kleine Stücke schneiden, nachdem Sie diese geschält haben, und zum Hackfleisch geben.
6. Geben Sie die Zucchini zum Hackfleisch
7. Geben Sie alle restlichen Gewürze hinzu

Vietnamesische Hackfleischklößchen Im Grünen Salat -Wraps

Für 4-6 Personen

Zutaten:

500g hautlose, knochenlose Hähnchenschenkel

3 Esslöffel asiatische Fischsauce

3 kleine Schalotten, fein gehackt

3 Knoblauchzehen, zerhackt

1 Kopf Boston oder roter Salat, getrennte Blätter

1 kleine, geschälte, samenlose Gurke

1 kleine süße oder rote Zwiebel, halbiert und in Scheiben geschnitten

3 Esslöffel geschnittener Koriander cilantro und 1/3 Tasse zum Servieren

1 Esslöffel feingeschnittene Minze und 1/3 Tasse zum Servieren

500g hautlose, knochenlose Hähnchenschenkel

1 1/2 Teelöffel Nährhefe

1/2 Teelöffel Meersalz & Pfeffer

1/2 Teelöffel Meersalz & Pfeffer

asiatische Chilisauce (Rezept unten)

Zubereitung:

1 Backofen auf 200 Grad vorheizen. Backblech im oberen Drittel platzieren.

2 Hühnchen grob mahlen und in eine Schüssel geben.

3 Fischsauce, Schalotten, Knoblauch, Koriander, Minze, Hefe, Salz und Pfeffer hinzugeben und mit den Händen vermischen.

4 Backblech mit Backpapier nutzen.

5 Naturhonig erhitzen und in eine Schüssel geben.

6 Die Hühnchen Mischung in 3cm große Kugeln rollen und mit dem Honig bedecken.

7 Fleischbällchen für 15 Minuten backen bis sie durch und leicht braun werden.

8 Währenddessen Salat, Koriander, Minze, Gurken und Zwiebeln vermischen und auf einer Platte servieren.

9 Fleischbällchen ebenfalls auf die Platte legen und mit Chilisauce servieren.

Rezept geht auf der nächsten Seite weiter...

Rezept der vorherigen Seite...

Zubereitung für Asiatische Chilli Sauce:

½ Tasse Kokosessig

½ Tasse Naturhonig

¼ Tasse Wasser

2 Esslöffel Fischsauce

3 Knoblauchzehen

2 rote Chilischoten (ohne Stamm und Samen)

1 ½ Esslöffel Pfeilwurz Pulver

HACKFLEISCHBÄLLCHEN MIT WEISSKOHL

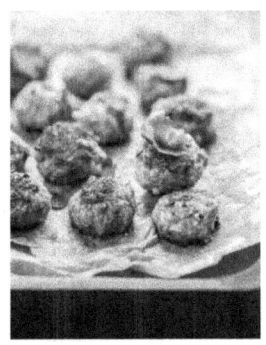

Zubereitungszeit 1 Stunde 15 Minuten

Zutaten

- 250 g (Rinder)hack
- 500 g Weißkohl
- 1 Karotte
- 1 Zwiebel
- 2 Eier
- 1-2 Knoblauchzehen
- Chilipulver nach Wunsch
- Salz, Pfeffer

Zubereitung

Den Ofen auf 160 Grad vorheizen. Kohl, Zwiebel und Knoblauch hacken. Karotte reiben. Alle Zutaten miteinander vermengen. Aus der Mischung Bällchen formen, auf ein mit Backpapier ausgelegtes Backblech legen. Mit Alu-Folie abdecken und im Ofen bei 160 Grad 45 Minuten backen. Danach auf der Pfanne knusprig braten.

www.ingramcontent.com/pod-product-compliance
Lightning Source LLC
Chambersburg PA
CBHW071831080526
44589CB00012B/979